Push your Career   Publish your Thesis

Science should be accessible to everybody. Share the knowledge, the ideas, and the passion about your research. Give your part of the infinite amount of scientific research possibilities a finite frame.

Publish your examination paper, diploma thesis, bachelor thesis, master thesis, dissertation, or habilitation treatises in form of a book.

A finite frame by infinite science.

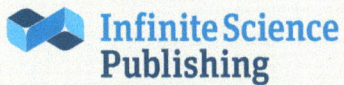

An Imprint of
Infinite Science GmbH
MFC 1 | Technikzentrum Lübeck
BioMedTec Wissenschaftscampus
Maria-Goeppert-Straße 1
23562 Lübeck
book@infinite-science.de
www.infinite-science.de

Herausgeber

Thorsten M. Buzug
Institute of Medical Engineering
University of Lübeck
buzug@imt.uni-luebeck.de

Reihe: Medizinische Ingenieurwissenschaft und Biomedizintechnik

Diese Reihe umfasst Werke der Medizinischen Ingenieurwissenschaft und Biomedizintechnik, deren Themen strategisch unter den Zukunftstechnologien mit hohem Innovationspotenzial anzusiedeln sind. Als wesentliche Trends dieser Forschungsgebiete, sind die Schlüsselbereiche Computerisierung, Miniaturisierung und Molekularisierung zu nennen. Bei der Computerisierung sind dabei die inhaltlichen Schwerpunkte beispielsweise in der Bildgebung und Bildverarbeitung gegeben. Die Miniaturisierung spielt unter anderem bei intelligenten Implantaten, der minimalinvasiven Chirurgie aber auch bei der Entwicklung von neuen nanostrukturierten Materialien eine wichtige Rolle, und die Molekularisierung ist in der regenerativen Medizin aber auch im Rahmen der sogenannten molekularen Bildgebung ein entscheidender Aspekt. Forschungs- und Entwicklungspotenzial werden auch der Biophotonik und der minimal-invasiven Chirurgie unter Berücksichtigung der Robotik und Navigation zugeschrieben. Querschnittstechnologien wie die Mikrosystemtechnik, optische Technologien, Softwaresysteme und Wissenstechnologien sind dabei von hohem Interesse.

Stefan Becker

In-Silico-Modellierung von Tumorwachstum

Parametrische Deformationsmodelle

Medizinische Ingenieurwissenschaft und Biomedizintechnik — Band 1

Herausgeber: Thorsten M. Buzug

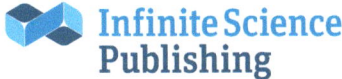

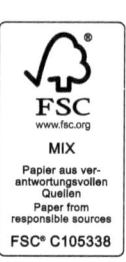

© 2015 Infinite Science Publishing,
der BioMedTec Wissenschaftsverlag Lübeck

Ein Imprint der Infinite Science GmbH,
MFC 1 | BioMedTec Wissenschaftscampus
Maria-Goeppert-Straße 1
23562 Lübeck

Umschlaggestaltung, Illustration: Uli Schmidts, metonym
Lektorat: Universität zu Lübeck, Institut für Medizintechnik

Verlag: Infinite Science GmbH, Lübeck, www.infinite-science.de
Druck: Books on Demand GmbH, Norderstedt

ISBN Paperback: 978-3-945954-02-7

Das Werk, einschließlich seiner Teile, ist urheberrechtlich geschützt. Jede Verwertung ist ohne Zustimmung des Verlages und des Autors unzulässig. Dies gilt insbesondere für die elektronische oder sonstige Vervielfältigung, Bearbeitung, Übersetzung, Mikroverfilmung, Verbreitung und öffentliche Zugänglichmachung sowie die Einspeicherung und Verarbeitung in elektronischen Systemen.

Die Wiedergabe von Gebrauchsnamen, Handelsnamen, Warenbezeichnungen usw. in dieser Publikation berechtigt auch ohne besondere Kennzeichnung nicht zu der Annahme, dass solche Namen im Sinne der Warenzeichen- und Markenschutz-Gesetzgebung als frei zu betrachten wären und daher von jedermann verwendet werden dürften.

Bibliografische Information der Deutschen Nationalbibliothek:
Die Deutsche Nationalbibliothek verzeichnet diese Publikation in der Deutschen Nationalbibliografie; detaillierte bibliografische Daten sind im Internet über http://dnb.d-nb.de abrufbar.

Inhaltsverzeichnis

1	**Einleitung und Motivation**	**1**
	1.1 Einleitung	1
	1.2 Motivation	2
2	**Primäre Hirntumoren**	**3**
	2.1 Überblick	3
	2.2 Diagnose	4
	2.3 Klassifizierung	6
	2.4 Wachstumsverhalten	8
	2.5 Therapie und Prognose	8
	2.6 Zusammenfassung	10
3	**Daten und Methodik**	**11**
	3.1 Daten	11
	3.2 Methodik	12
	3.2.1 Notation	13
	3.2.2 Wachstumsmodellierung	13
	3.2.3 Masseeffekt	15
	3.3 Zusammenfassung	31
4	**Experimente und Ergebnisse**	**33**
	4.1 Parameter	33
	4.2 Thin-Plate Splines	34
	4.3 Free-Form Deformation	37
	4.4 Vergleich der Deformationsmodelle	48
	4.5 Zusammenfassung	53
5	**Diskussion und Ausblick**	**55**
	5.1 Diskussion	55
	5.1.1 Thin-Plate Splines	56
	5.1.2 Free-Form Deformation	57
	5.1.3 Annahmen für die Kopplungsmodelle	59

		5.1.4	Evaluierung	59

- 5.2 Ausblick 60
  - 5.2.1 Wachstumsmodellierung 61
  - 5.2.2 Masseeffekt 62
  - 5.2.3 Therapieplanung 63
- 5.3 Zusammenfassung 64

A Mathematik 65
- A.1 Einseitige Potenzfunktion 65
- A.2 Jacobi-Determinante 66
- A.3 Hesse-Matrix 66
- A.4 Satz von Schwarz 67
- A.5 Herleitung der Umformung des Glättungsterms 67
- A.6 Duchons Semi-Norm 68
- A.7 Approximation von Funktionen 70
- A.8 Splines 72

B Dokumentation der Software 77
- B.1 Aufbau der Software 77
  - B.1.1 Allgemeiner Aufbau und Designpatterns 77
  - B.1.2 Wichtige Klassen zur Deformation 80
- B.2 Plugin-Architektur für die Algorithmen 82
- B.3 Visualisierung 83

Abbildungsverzeichnis

3.1 ISGG Simulator. 12
3.2 Prinzip der Vorwärts- und Rückwärtsabbildung. 19
3.3 FFD, 2D-Basisfunktion 21
3.4 TPS, Approximation mit Regularisierung 23
3.5 Landmarkenverteilung 24
3.6 Bestimmung der Verrückung 25
3.7 Randverhalten der Deformation 26
3.8 Gitterknotenoptimierung 29
3.9 Funktionsverlauf von $\mathcal{S}$ 31

4.1 TPS, Zeitverlauf. 35
4.2 TPS, Variation der Anzahl an Tumorlandmarken $\mathcal{C}_t$ 36
4.3 TPS, Variation der Anzahl an Schädellandmarken $\mathcal{C}_s$ 36
4.4 TPS, Variation des Wachstumsparameters ρ 38
4.5 TPS, Variation des Regularisierungsparameters λ 39
4.6 FFD, Zeitverlauf, isotropes Modell 40
4.7 FFD, Zeitverlauf, isotropes Modell (Jacobi und Differenzen) . . . 41
4.8 FFD, Variation des uniformen Gitterabstands δ^Ψ 42
4.9 FFD, Variation des uniformen Gitterabstands δ^Ψ (Jacobi und Differenzen) 43
4.10 FFD, Variation des Lagrange-Operators $\lambda_\mathcal{S}$ 43
4.11 FFD, Variation des Lagrange-Operators $\lambda_\mathcal{S}$ (Jacobi und Differenzen) . 44
4.12 FFD, Variation des Wachstumsparameters ρ 45
4.13 FFD, Variation des Wachstumsparameters ρ (Jacobi und Differenzen) 45
4.14 FFD, Deformation mit/ohne Strafterm 46
4.15 FFD, anisotropes Modell (Zeitverlauf) 47
4.16 FFD, anisotropes Modell (Zeitverlauf, Jacobi und Differenzen) . . 49
4.17 FFD, anisotropes Modell (Variation der Diffusionsparameter) . . 49
4.18 FFD, anisotropes Modell (Variation der Diffusionsparameter, Jacobi und Differenzen) 50
4.19 Verlauf von t_{opt} für ein anisotropes Deformationsmodell. 52

5.1	Diversität der Resultate (Wachstumsmodellierung)	61
A.1	einseitige Potenzfunktion	65
A.2	Darstellung der Jacobi-Determinante und des Verrückungsfeldes der Deformation Φ.	67
A.3	B-Splines der Ordnung 0 bis 3.	73
A.4	B-Spline-Interpolation: Grad	74
A.5	B-Spline-Interpolation: Multiplizität	76
B.1	Model-View-Controller-Konzept.	78
B.2	Programmaufteilung	79
B.3	Farbkodierung der Tumorzellkonzentration.	83
B.4	2D-Ansicht: Ebenen	84
B.5	3D-Ansicht: Rotationswinkel.	85
B.6	3D-Ansicht: Auflösung	85
B.7	Farbverlauf für gestauchte Bereiche	86
B.8	Jacobi-Determinante: Farbkodierungen	87

Tabellenverzeichnis

2.1	Auszug aus der aktuellen Tumorklassifikation der WHO.	6
2.2	WHO-Graduierung	7
2.3	Mediane Überlebenszeit anhand der Therapie.	9
4.1	Gegenüberstellung der Thin-Plate Splines und Free-Form Deformation.	52
A.1	Wichtige Semi-Normen der Dimension $m = 1, 2, 3$.	69
A.2	Nullraum wichtiger Semi-Normen der Dimension $m = 1, 2, 3$.	69
A.3	Greensche Funktionen $G(\boldsymbol{x}\,;\,\xi)$ der Dimension $m = 1, 2, 3$.	72
A.4	Gegenüberstellung von Knotenvielfachheit und resultierender Kontinuität für kubische B-Splines.	76

Kapitel 1

Einleitung und Motivation

1.1 Einleitung

Mit wachsendem Verständnis über den Metabolismus und die biomechanischen Eigenschaften von Tumoren wird die Modellierung des Wachstums und seiner Auswirkung auf das umliegende Gewebe immer realistischer. Als weiterer Forschungsschwerpunkt am Institut für Medizintechnik der Universität zu Lübeck soll sich mit der mathematischen Modellierung von Tumorwachstum basierend auf der Interaktion von Tumorzellproliferation und -migration beschäftigt werden. Diese als Machbarkeitsstudie angelegte Arbeit soll hierfür erste Erfahrungen und den Grundstein für diese Kompetenz liefern. Die vorliegende Arbeit ist eng mit den von Jan Ole Jungmann zeitgleich entwickelten Wachstumsmodellen verknüpft [39]. Als Ergebnis der gemeinsamen Arbeit entstand eine flexible und erweiterbare Simulationsumgebung für die Modellierung der Progression von Gliomen, einem Typ von primären Hirntumoren. Insgesamt ergeben sich für die Bearbeitung folgende Schwerpunkte:

- Entwicklung einer flexiblen und erweiterbaren Simulationsumgebung
- Modellierung des Tumorwachstums
- Modellierung der Gewebedeformation durch den Tumor

Während Jungmann [39] sich mit der Entwicklung diffusionsbasierter Tumorwachstumsmodelle beschäftigte, liegt der Kern dieser Arbeit auf der Modellierung des Masseeffektes.
Zu Beginn soll dazu im Kapitel 2 ein Grundverständnis für primäre Hirntumoren erarbeitet werden, wobei speziell das Glioblastom multiforme betrachtet wird.
Kapitel 3 befasst sich mit den in dieser Arbeit verwendeten Daten und Methoden. Es wird hier ein grober Überblick über die Wachstumsmodellierung gegeben (sh. Abschnitt 3.2.2). Im Abschnitt 3.2.3 werden die verwendeten Deformationsmodelle

und deren Kopplung an die Wachstumsmodelle vorgestellt.

Die Ergebnisse der Deformationssimulierung werden anschließend im Kapitel 4 unter verschiedenen Gesichtspunkten vorgestellt. Den Abschluss dieser Arbeit bildet eine kritische Diskussion der Ergebnisse und ein Ausblick auf weiterführende Arbeiten (Kapitel 5).

1.2 Motivation

Trotz intensiver Forschungsanstrengungen sind die Ursachen für die Entstehung von primären Tumoren des Nervensystems weitgehend unbekannt. Der häufigste und gleichzeitig aggressivste hirneigene Tumor, das Glioblastom multiforme, weist auch bei Einsatz modernster Therapieverfahren eine sehr schlechte Prognose auf. In der Regel liegt der Median der Überlebenszeit bei 12 bis 18 Monaten, sofern sich der Patient einer Behandlung nach aktuellem Forschungsstand unterzieht; ansonsten beträgt die Überlebenszeit nur etwa 6 bis 12 Monate [72][87].

Durch den diffusen Charakter des Glioblastoms und den Einschränkungen heutiger, bildgebender Verfahren ist eine quantitative Beurteilung der Tumorzellinvasion unmöglich. Trotz seines hochgradig malignen Charakters scheint das Glioblastom multiforme gewissen Regeln in Bezug auf Wachstum und Infiltration des gesunden Gewebes zu folgen. Diese Tatsache motiviert das Unterfangen, ein beschreibendes Modell zu entwickeln, das die Lücke zwischen sichtbaren und nicht sichtbaren Tumor zu füllen vermag, und somit potentiell ein besseres Verständnis der Tumorprogression liefert.

Die zuverlässige Vorhersage der raum-zeitlichen Entwicklung des Tumors und die damit verbundenen morphologischen Gewebeveränderungen distal zum Tumorkern würden, neben einer gewissenhaften Risikoanalyse für den Patienten, den Einsatz räumlich variierender Therapieverfahren erlauben. Insbesondere könnten die im Rahmen einer Resektion bzw. Radiotherapie betroffenen Geweberegionen besser eingegrenzt und somit die Wahrscheinlichkeit für das Auftreten eines Rezidivs minimiert werden.

Die bisherigen Entwicklungen in der mathematischen Modellierung der Tumorprogression und eines möglichen Einsatzes in der Behandlungsplanung scheinen langsam die breite Öffentlichkeit zu erreichen. In einer kürzlichen Veröffentlichung des Forbes-Magazine mit dem Titel „Can Math Cure Cancer" [45] werden zahlreiche aktuelle Arbeiten auf diesem Gebiet vorgestellt. Trotz des euphorischen Inhaltes steht die Entwicklung eines exakten und realistischen Tumormodells noch aus und verbleibt Gegenstand aktueller Forschung.

Kapitel 2

Primäre Hirntumoren

Dieses Kapitel soll ein Grundverständnis für primäre Hirntumoren beim Menschen vermitteln. Eine exakte medizinische Beschreibung würde den Rahmen der Arbeit überschreiten. Der interessierte Leser sei hier auf die ausgezeichnete Fachliteratur verwiesen.

In den folgenden Kapiteln soll ein Überblick über die Diagnostik (Abschnitt 2.2), die Klassifizierung (Abschnitt 2.3) und das Wachstumsverhalten (Abschnitt 2.4) gegeben werden. Neben den Standardtherapieverfahren sollen im Abschnitt 2.5 kurz zukünftige Behandlungsmethoden vorgestellt.

Da in dieser Arbeit vor allem die Progression des Glioblastom multiforme betrachtet wird, wird diese Tumorentität nach einer kurzen, allgemeinen Betrachtung in den einzelnen Abschnitten genauer betrachtet.

2.1 Überblick

Unter den Begriff der Tumoren des Hirns werden alle gut- und bösartigen Geschwulste zusammengefasst, die im zentralen Nervensystem (ZNS) entstehen. Dabei unterscheidet man grundsätzlich zwischen primären und sekundären Hirntumoren. Während die primären Tumoren de novo entstehen, handelt es sich bei den sekundären Tumoren zumeist um in das ZNS metastasierte oder durch schrittweise erfolgende Progression aus weniger bösartigen Hirntumoren entstandene Tumoren. Die nach einer Resektion entstandenen Rezidive werden ebenfalls in die Gruppe der sekundären Tumoren eingegliedert.

Im Gegensatz zu anderen Krebserkrankungen sind primäre Hirntumoren deutlich seltener (knapp 2 % aller Krebserkrankungen im Erwachsenenalter). Die Inzidenz wird für Deutschland mit etwa 5–8 Neuerkrankungen pro 100.000 Menschen im Jahr angegeben [13], so dass jährlich rund 8.000 Menschen neu an unterschiedlichen

Hirntumoren erkranken. Obwohl keine Altersstufe von der Bildung eines Hirntumors ausgeschlossen ist, haben sich in Studien zwei Häufigkeitsgipfel zwischen dem 50. und 70. Lebensjahr und im Kindesalter herauskristallisiert. Auch wenn der Häufigkeitsgipfel im Kindesalter wesentlich kleiner ist, stellen Hirntumoren nach Leukämie die zweitgrößte Gruppe maligner Erkrankungen in dieser Altersgruppe dar.

Über die Ätiologie der primären Hirntumoren des Menschen ist trotz intensiver Forschungsanstrengung nur wenig bekannt. Mit Ausnahme einiger hereditärer[1] Tumorsyndrome, die eine Prädisposition für Tumoren in unterschiedlichen Organen auszeichnet, entstehen die meisten Tumoren sporadisch. Zu diesen hereditären Tumorsyndromen zählen die Neurofibromatose, das Li-Fraumeni-Syndrom oder das Turcot-Syndrom [47][54]. In Studien konnte gezeigt werden, dass das Risiko, an einem Krebsleiden zu erkranken, für einen 30-jährigen Patienten mit dem Li-Fraumeni-Syndrom signifikant höher ist als im Rest der Bevölkerung (50 % im Vergleich zu nur 1 %) [76].

Für zahlreiche weitere Risikofaktoren, die die Entstehung anderer Tumoren begünstigen, wie z.B. Rauchen oder Alkohol, konnte kein Einfluss für die Entstehung von Hirntumoren nachgewiesen werden. Lediglich eine direkte ionisierende Bestrahlung des Nervensystems geht mit einem leicht erhöhten Risiko für Hirntumoren einher [14]. Aktuell wird eine verstärkte Belastung des Hirns mit elektromagnetischen Feldern oder eine übermäßige Nutzung von Mobiltelefonen als Risikofaktor für Hirntumoren diskutiert. Für ein erhöhtes Risiko konnten bislang keine klinisch relevanten Belege gefunden werden. Endgültige Ergebnisse stehen jedoch noch aus.

2.2 Diagnose

Aufgrund des lange Zeit asymptomatisch verlaufenden Wachstums werden Hirntumoren meist erst sehr spät diagnostiziert. Die auftretenden Beschwerden hängen von Größe, Wachstumsgeschwindigkeit und Lokalisation des Tumors ab. Erst bei weit fortgeschrittener Ausbreitung des Tumors führt die raumfordernde Wirkung des Tumors – auch als *Masseeffekt* bezeichnet – durch den Druck auf das umliegende Gewebe zu Dysfunktionen des Hirns, die sich durch spezifische Symptome beim Patienten äußern. Letztendlich ist es der Masseeffekt und die damit verbundenen Dysfunktionen, die zum Tod des Patienten führen.

Die auftretenden Symptome sind eher unspezifisch und weisen nicht unbedingt direkt auf die Erkrankung hin. So sind Kopfschmerzen in vielen Fällen zwar eines der ersten Symptome, können aber auch auf eine Vielzahl von anderen Krankheiten hindeuten. Als weitere Leitsymptome werden unterschieden:

---

[1] hereditär: erblich

- Schwindel, Sehstörungen und Aphasie

- Übelkeit

- Epileptische Anfälle

- Lähmungserscheinungen

- Verminderte Gedächtnisleistung

- Koordinationsstörungen

- Somnolenz[2]

- Veränderung der Persönlichkeit und des Wesens

Weitere Probleme bei der Diagnose von Tumoren und speziell beim Glioblastom multiforme bereiten der diffuse Charakter (sh. Kapitel 2.4) und das schnelle Wachstum des Tumors. Aus diesem Grund spielt laut der Leitlinien der Deutschen Gesellschaft für Neurologie bei Gliomen die Früherkennung klinisch derzeit keine Rolle [85]. Lediglich bei hereditären Syndromen ist ein Screening mittels bildgebender Verfahren ratsam. Der Nachweis von Hirntumoren ist selbst mit den heutigen bildgebenden Verfahren limitiert, da eine Unterscheidung zwischen gesundem Gewebe und Tumor unterhalb einer Schwelle nicht möglich ist [28]. Für eine Detektion mittels Computer-Tomographie wird diese Schwelle mit 8000 Zellen/mm^3 angegeben [83].
Trotz dieser Defizite bildgebender Verfahren sind Computer-Tomographie (CT), Magnetresonanztomographie (MRT) und Positronen-Emissions-Tomographie (PET) die Mittel der Wahl in der Tumordiagnostik. Durch den erhöhten Stoffwechsel in malignen Tumoren kann der Einsatz von Kontrastmittel Hinweise auf die Malignität des Tumors liefern.
Sollte sich durch den Einsatz bildgebender Verfahren der Verdacht auf einen Hirntumor erhärten, so muss in einer folgenden Biopsie die Diagnose gesichert werden. Das entnommene Gewebe wird zur endgültigen Klassifizierung des Hirntumors neuropathologisch, makroskopisch und histologisch beurteilt. Bei Verdacht auf einen hochgradig malignen Tumor (sh. Abschnitt 2.3) geschieht diese Diagnosesicherung erst während der Resektion, da bei der Biopsie ein erhöhtes Risiko der Verschleppung von Tumorzellen in gesundes Gewebe besteht.

Tabelle 2.1: Auszug aus der aktuellen Tumorklassifikation der WHO [64].

Tumorfamilie	Tumorentität	WHO Grad
Astrozytäre Tumoren	Pilozytisches Astrozytom	I
	Diffuses Astrozytom	II
	Anaplastisches Astrozytom	III
	Glioblastom multiforme	IV
Oligodendrogliome	Oligodendrogliom	II
	Anaplastisches Oligodendrogliom	III
Mischgliome	Oligoastrozytom	II
	Anaplastisches Oligoastrozytom	III
Ependymale Tumoren	Myopapilläres Ependymom	I
	Ependymom	II
	Anaplastisches Ependymom	III
Pleustumoren	Plexuspapillom	I
	Plexuskarzinom	III
Glioneuronale/neuronale Tumoren	Gangliogliom	I-II
	Zentrales Neurozytom	I
Pinealistumoren	Pineozytom	II
	Pineoblastom	IV
Embryonale Tumoren	Medulloblastom	IV
	Neuroblastom	IV
Tumoren der peripheren Nerven	Neurinom	I
	Neurofibrom	I
Tumoren der Meningen	Meningeom	I
	Atypisches Meningeom	II
	Anaplastisches Meningeom	III

2.3 Klassifizierung

Erste Klassifikationsversuche begannen bereits Mitte des 19. Jahrhundert mit den Arbeiten von Virchow [84]. Dieser erkannte bereits, dass eine klarere und feinere Klassifizierung der einzelnen Tumoren notwendig ist. Die Basis heutiger Klassifikation von primären Hirntumoren wurde durch die von Bailey und Cushing im Jahre 1926 erarbeitete Einteilung gelegt [3], wobei es Zülch war, der mit seinen Arbeiten wesentlich zur Tumorklassifikation der WHO[3] beitrug [91][92][93]. Neue Erkenntnisse auf dem Gebiet der Neuroonkologie und der immer besser werdenden Untersuchungsmethoden sorgten bereits dafür, dass die bestehende Klassifikation der WHO bereits einige Male überarbeitet wurde [49].

---
[2]Somnolenz: Schläfrigkeit
[3]WHO: World Health Organisation

2.3 Klassifizierung

Die Klassifikation primärer Hirntumoren orientiert sich zum einen anhand des ursprünglichen Zelltyps im zentralen Nervensystem und zum anderen an der biologischen Wertigkeit. Unterschieden werden im wesentlichen 10 Tumorfamilien, die sich noch einmal in verschiedene Tumorentitäten unterteilen lassen. Tabelle 2.1 stellt die wesentlichen Familien mit wichtigen Tumorentitäten und dem dazugehörigen Malignitätsgrad dar.

Der Großteil der Tumoren (ca. 60 %) geht von den Gliazellen, den Stützzellen des zentralen Nervensystem, aus. Solche Tumoren werden als Gliome bezeichnet. Weiter differenzieren lassen sich die Gliazellen in die Astrozyten, die Oligodendrozyten, die Ependymzellen sowie die Plexusepithelzellen.

Neben der eigentlichen Artdiagnose umfasst die WHO-Klassifikation ein histopathologisches Graduierungssystem, bei dessen Entwicklung Zülch wesentlich beitrug [94]. Jedem Tumor wird hierdurch ein Grad von I bis IV zugeordnet, der Aufschluss über Dignität und Wachstumsverhalten der Tumoren gibt. Daneben hat die Einteilung Einfluss auf die weitere Wahl der Therapie und die Prognose für den Patienten. Tabelle 2.2 geht auf die Bedeutung der einzelnen Tumorgrade, den Einfluss auf Therapieplanung und die Prognose näher ein.

In dieser Arbeit soll sich vornehmlich mit dem Wachstumsverhalten des Glioblastom multiforme (GBM) beschäftigt werden. Dabei weist das GBM histologische Ähnlichkeiten mit den Gliazellen des zentralen Nervensystems auf. Aufgrund seiner biologischen Eigenschaften und der damit einhergehenden sehr schlechten Prognose für den Patienten wurde das GBM von der WHO als Grad-IV Tumor eingestuft.

Tabelle 2.2: Bedeutung der WHO-Einstufung von Tumoren.

WHO-Grad	Bezeichnung	Bedeutung
I	benigne	langsam wachsender Tumor mit sehr guter Prognose
II	semibenigne	mit Neigung zur Rezidivbildung; können sich in maligne Tumoren transformieren; relativ gute Prognose
III	semimaligne	nach einer Resektion ist eine Strahlen- und/ oder Chemotherapie erforderlich; schlechte Prognose
IV	maligne	rasches und diffuses Wachstum; nach einer Resektion ist eine Strahlen- und/ oder Chemotherapie erforderlich; sehr schlechte Prognose

2.4 Wachstumsverhalten

Das Wachstumsverhalten von primären Hirntumoren ist abhängig von der Art und Lokalisierung des Tumors. Dabei wird die Progression durch verschiedene Prozesse gesteuert.

Speziell beim GBM lassen sich drei wesentliche Prozesse unterscheiden: (a) die Proliferation neuer Tumorzellen, (b) die Migration von Tumorzellen in gesundes Gewebe und (c) die maligne Transformation von gesundem Nachbargewebe.

Beim Glioblastom multiforme, als diffus, infiltrierend-destruierend wachsender Tumor, ist es vor allem die Migration, die es unmöglich macht, eine klare Abgrenzung des gesunden Gewebes vom Tumor zu definieren. Trotz der hohen Aggressivität des GBM deuten Beobachtungen von MRT-Aufnahmen darauf hin, dass sein Wachstum bestimmten Regeln folgt [29]. Diese Regeln gilt es zu analysieren und in ein rechnergestütztes Wachstumsmodell zu integrieren.

2.5 Therapie und Prognose

Für die Auswahl der Therapiemethode bei einem Hirntumor sind die Lokalisation des Tumors, die Größe, das Ursprungsgewebe und der Allgemeinzustand des Patienten entscheidend. Generell erfolgt bei hochgradigen Tumoren eine Resektion gefolgt von einer Bestrahlung und Chemotherapie. Bei niedrigmalignen Tumoren kann in vielen Fällen zunächst gewartet werden. Es wird im Folgenden zunächst auf die Standardverfahren und ihre Einschränkungen eingegangen. Im Anschluss sollen einige neuere Verfahren vorgestellt werden.

Die effektivste Waffe gegen Hirntumoren ist momentan die Resektion des Tumors. Dafür wird der Schädel des Patienten geöffnet und das tumoröse Gewebe entfernt. Die Vollständigkeit der Resektion des Tumors ist dabei stark von der Lokalisation und vom diffusen Charakter des Tumors abhängig. Durch die erwähnten Einschränkungen heutiger bildgebender Verfahren ist eine vollständige Resektion beim Glioblastom nahezu ausgeschlossen. Der Resektion geht dabei immer ein Abwägen der Radikalität der Operation und der daraus resultierenden postoperativen Defizite voraus. Hier wird nach dem Grundsatz gehandelt: „So viel Gewebe entfernen wie nötig, aber so wenig wie möglich."

Zur Verlängerung der rezidivfreien und absoluten Überlebenszeit schließt sich der Resektion grundsätzlich immer eine Bestrahlung und häufig auch eine Chemotherapie an. Obwohl die Chemotherapie in der Behandlung von Gliomen zwar einen geringeren Stellenwert besitzt als die Radiotherapie, ist sie bei einigen Hirntumoren effektiver (z.B. oligodendroglialen Tumoren) und Mittel der Wahl [75].

2.5 Therapie und Prognose

Eingesetzt werden bei der Chemotherapie unterschiedliche Therapieprotokolle. Diese unterscheiden sich in den genutzten Zytostatika und Dosierungen. Eines der häufigsten genutzten Therapieprotokolle ist die Behandlung mit dem Zytostatikum Temozolomid, das die symptomfreie Zeit nach einer Resektion um 40 % verlängert [88].

Obwohl Gliome nur eine mäßige bis geringe Strahlenempfindlichkeit besitzen, zeigten Studien eine Verlängerung der Überlebenszeit des Patienten bei guter Lebensqualität [85]. Zur Schonung des normalen Hirngewebes werden hierbei Dosen zwischen *50-60* Gy eingesetzt.

Trotz aller Bemühungen und intensiven Behandlungen ist die Prognose bei einem Grad IV-Tumor insgesamt sehr schlecht. Die mediane Überlebenszeit eines Patienten, der sich einer Behandlung nach aktuellem Forschungsstand unterzieht, liegt gerade einmal bei 12 bis 18 Monaten; ohne Therapie liegt sie bei 6 bis 12 Monaten [7][87]. Die Art der durchgeführten Behandlungen bestimmt dabei maßgeblich die mediane Überlebenszeit. Die unterschiedlichen Therapieformen und die sich daraus ergebenden medianen Überlebenszeiten wurden in Tabelle 2.3 gegenübergestellt [30]. Die 2- bzw. 5-Jahres-Überlebensrate wird mit 9 % bzw. 3 % angegeben [24].

Tabelle 2.3: Mediane Überlebenszeit anhand der Therapie.

Therapie	mediane Überlebenszeit
nur Operation	4 - 6 Monate
Operation und Strahlentherapie	9,4 Monate
Operation, Strahlen-und Chemotherapie	12,0 Monate

Diesen Umständen entsprechend wird intensiv sowohl an der Verbesserung bestehender als auch neuer Behandlungsmethoden geforscht. Drei interessante neue Ansätze sollen im Folgenden vorgestellt werden.

Das GliaSite® Radio Therapie System (RTS) bietet eine neue Möglichkeit in der HDR[4]-Bestrahlung mittels Brachytherapie. Ein Ballonkatheter wird dabei in die Resektionshöhle geführt und mit einer radioaktiven Lösung gefüllt. Dadurch kann eine Gesamtdosis von bis zu *100* Gy erreicht werden, ohne das gesundes Gewebe zu stark belastet wird. Erste Studien konnten nachweisen, dass die mittlere Überlebenszeit etwa drei Monate länger ausfällt [86].

Ein neues Präparat, das in der Chemotherapie eingesetzt wird, ist Gliadel®. Nach der Resektion werden direkt in der Tumorhöhle mehrere kleine Schwämmchen untergebracht, die langsam ein Zytostatikum abgeben. Vorteil dieser Methode ist das direkte Umgehen der Blut-Hirn-Schranke, die bei konventionellen Chemotherapieansätzen

---
[4]HDR: High-Dose-Rate

Probleme bereitet. Erste Tests zeigen, dass sich mit dieser Methode die mittlere Überlebenszeit um einige Monate verlängern lässt [48].

Die so genannte Thermalradiotherapie ist eine komplett neue, auf Nanopartikeln basierende Therapieform. Ferromagnetische Nanopartikel sollen sich an Tumorzellen binden und durch ein angelegtes Magnetfeld erhitzen. Dieses Verfahren befindet sich derzeit noch in der experimentell-klinischen Prüfung. Erste Machbarkeitsstudien sind bereits durchgeführt worden [38], wobei sich insbesondere in Tierversuchen eine deutlich verbesserte Überlebenszeit ergab.

2.6 Zusammenfassung

In diesem Kapitel wurde ein kurzer Überblick über primäre Hirntumoren gegeben. Dabei wurde speziell auf die schwierige und häufig erst sehr spät gestellte Diagnose eingegangen. Eine genaue Unterscheidung der Tumorentitäten und deren Malignitätsgrad ist zur weiteren Behandlungsplanung und Prognose unumgänglich.

In dieser Arbeit wird sich vor allem auf das Glioblastom multiforme beschränkt, da es zu den häufigsten und aggressivsten Hirntumoren beim Menschen gehört. Der diffuse Charakter und die begrenzten Möglichkeiten moderner Systeme stellt die Therapieplanung und die daraus resultierende Behandlung des Patienten vor ein kaum zu lösendes Problem, welches sich in der sehr schlechten Prognose widerspiegelt.

Kapitel 3

Daten und Methodik

In diesem Kapitel sollen kurz die genutzten Daten (Abschnitt 3.1) und Methoden (Abschnitt 3.2) vorgestellt werden. Abschnitt 3.2.2 befasst sich dabei mit der Wachstumsmodellierung. Eine detaillierte Beschreibung der in dieser Arbeit genutzten Verfahren zur Simulation des Masseeffektes wird im Anschluss innerhalb des Abschnitts 3.2.3 geliefert.

3.1 Daten

Die Simulation basiert auf einem detaillierten Modell des menschlichen Hirns. Zur Integration von Gewebeeigenschaften wurde dabei auf die Daten des Brain-Web-Projektes[1] zurückgegriffen [18][43]. Basierend auf einem digitalen Phantom sind die Daten in verschiedenen Auflösungs- und Qualitätsstufen öffentlich zugänglich.
Neben den Bilddaten wurden zur Simulation und Visualisierung auch der verfügbare Atlas genutzt, um Gewebeinformationen für jeden Voxel vorzuhalten und in die Entwicklung von besseren Modellen zu stecken. Sowohl die Bilddaten als auch der Atlas liegen somit mit einer räumlichen Auflösung von $1 \text{ mm} \times 1 \text{ mm} \times 1 \text{ mm}$ und höchster Qualitätsstufe vor. Durch die gewählte Auflösung ergibt sich eine Größe der Datensätze von $181 \times 217 \times 181$ Voxeln.
Neuere Wachstumsmodelle greifen zusätzlich auf Informationen der sogenannten Diffusions-Tensor-Bildgebung zurück. Diese erlaubt es, die Diffusionsbewegung von Wassermolekülen in menschlichem Gewebe zu messen und räumlich verteilt darzustellen. Unter der Annahme, dass die Tumorzellen die gleiche Richtung präferieren wie Wassermoleküle, definieren die aus dem DTI-Verfahren gewonnenen Tensoren für jeden Voxel einen richtungsabhängigen Diffusionskoeffizienten. Im Rahmen des *Asclepios Research Project* am Institut National de Recherche en Informatique et

---

[1] http://www.bic.mni.mcgill.ca/brainweb

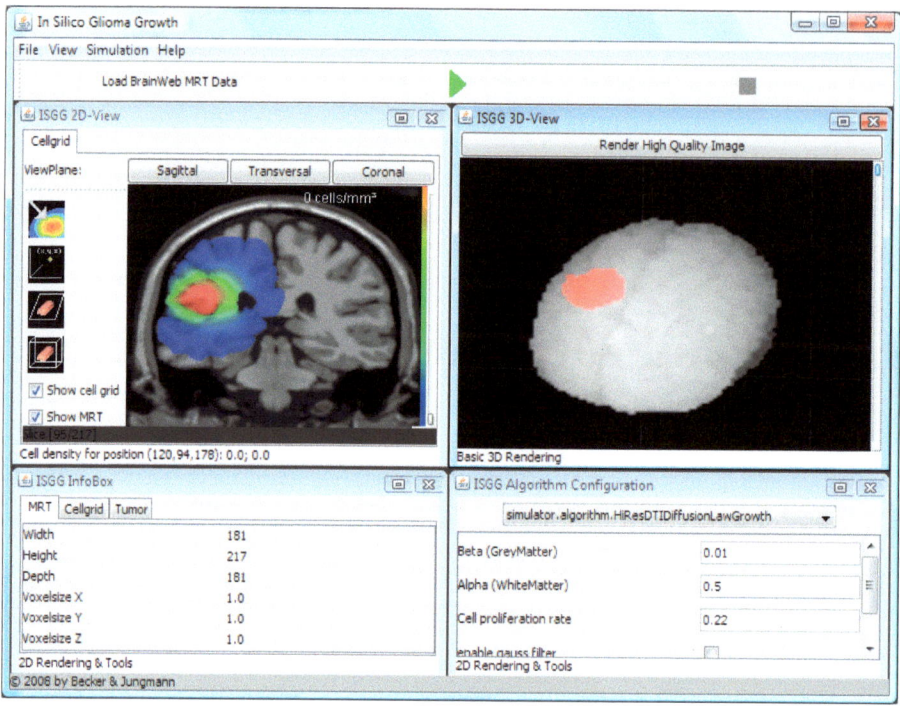

Abbildung 3.1: ISGG Simulator.

Automatique (INRIA) entstand ein qualitativ hochwertiger DTI-Atlas. Dieser Atlas ist auf der Homepage der Forschungsgruppe[2] frei verfügbar und wird als Grundlage der DTI-basierten Wachstumsmodelle von Jungmann [39] genutzt.

3.2 Methodik

Zur Simulationen der entwickelten Wachstums- und Deformationsmodelle wurde eine plattformunabhängige Simulationsumgebung entwickelt. Ein- und Ausgabefunktionen erlauben die Integration verschiedener Daten (MRT, DTI). Über eine Schnittstelle können zusätzlich neue Algorithmen implementiert und in das Tool geladen werden. Die Visualisierung und Bereitstellung der kompletten Funktionalität erfolgt über eine grafische Benutzerschnittstelle, die sowohl eine zweidimensionale als auch eine rudimentäre, dreidimensionale Visualisierung auf die Daten umfasst. Mehr Information und eine kurze Dokumentation können dem Anhang B entnommen werden. Abbildung 3.1 soll hier einen ersten Eindruck von dem Programm vermitteln.

---

[2]http://gforge.inria.fr

3.2 Methodik

3.2.1 Notation

Sei $d \in \mathbb{N}$ die Dimension, $\Omega = \,]0,1[^d \subset \mathbb{R}^d$ die Domäne, $\Psi = \Omega_T \times [0,\tau]$ der Lösungsraum, $\Omega_T \subset \Omega$ und $\Xi \in \mathbb{R}$ der Wertebereich gegeben. Dann beschreibt die skalare Funktion $c : \Psi \to \Xi, (\boldsymbol{x},t) \mapsto c(\boldsymbol{x},t), c \in [0,1]$ die relative Tumorzellkonzentration an der Position $\boldsymbol{x}$ zum Zeitpunkt $t \in [0,\tau]$. Zur absoluten Auswertung müssen die simulierten Konzentrationen mit der maximalen Tumorzellkapazität von Hirngewebe $\mathcal{C}_{\max}$ multipliziert werden, wobei dieser in der Literatur mit einem Wert von 3.5×10^4 Zellen/mm^3 angegeben wird [83].

Die Berechnung des Wachstums wird auf einem hochaufgelösten, d-dimensionalen Subraum $\Omega_T \subset \Omega_B$ innerhalb des Hirns Ω_B beschränkt. Der Subraum Ω_T ergibt sich als kleinste Bounding-Box, die die simulierte Tumorzellkonzentration zum Zeitpunkt t beinhaltet. Für $\boldsymbol{x} \in \Omega_B \setminus \Omega_T$ gilt damit $c(\boldsymbol{x},t) = 0$. Ω_B wird weiter in die Subräume $\Omega_w \subset \Omega$ der weißen und in $\Omega_g \subset \Omega$ der grauen Hirnmasse untergliedert. Beide Subräume sind dabei disjunkt.

Als Randbedingung wird die Ausbreitung der Tumorzellen auf Ω_B beschränkt. Es gilt

$$\partial_t c(\boldsymbol{x},t) = 0 \quad \forall \boldsymbol{x} \notin \Omega_B. \tag{3.1}$$

Die Tumorzellverteilung $c(\boldsymbol{x},t)$ wird wie folgt initialisiert

$$c(\boldsymbol{x},0) = \begin{cases} 1 & \text{falls } \boldsymbol{x} = \boldsymbol{x}_s, \\ 0 & \text{sonst.} \end{cases} \tag{3.2}$$

Hierbei bezeichnet $\boldsymbol{x}_s$ einen interaktiv gesetzten Seedpunkt innerhalb von Ω_B.

3.2.2 Wachstumsmodellierung

Aktuelle Wachstumsmodelle lassen sich in zwei Gruppen unterscheiden: diskrete Modelle (zelluläre Automaten) [40] oder auf einer partiellen Differentialgleichung basierende kontinuierliche Modelle [17][36][60][80]. Während die ersteren Modelle das Verhalten, Wachstum und Interagieren auf zellulärer Ebene beschreiben, beschäftigen sich die makroskopischen Modelle dagegen mit dem kompletten Tumor und dessen Ausbreitung und Zunahme der Zelldichte. Mit heutigen Mitteln ist es aufgrund der immensen Komplexität unmöglich, den ganzen Tumor auf Zellebene zu simulieren. Daneben sind es die makroskopischen Veränderungen, die von besonderem Interesse sind. Dazu gehört unter anderem der Masseeffekt, der aus dem makroskopischen Verhalten des Tumors resultiert und letztendlich zum Tod des Patienten führt (sh. Abschnitt 3.2.3). Diesen gilt es neben dem eigentlichen Tumorwachstum zu simulieren.

Im Folgenden soll ein grober Überblick über die Wachstumsmodellierung gegeben werden. Anschließend werden die in dieser Arbeit genutzten Wachstumsmodelle vorgestellt. Eine detailliertere Darstellung ist in [39] zu finden.

Mitte des 19. Jahrhunderts wurde die Tumorforschung durch die Entdeckungen, dass sich Lungentumoren mit einer fast konstanten Rate teilen [35], vorangetrieben. Dieses Verhalten konnte ebenfalls für andere solide Tumoren nachgewiesen werden [50]. Durch fortschreitendes Wissen über die Ausbreitung und das Verhalten von Tumoren gewannen die Modelle immer mehr an Komplexität [1][2].

Die Grundlage für die aktuellen Wachstumsmodellierungen von Glioblastomen beruht auf den Arbeiten von Murray [60]. Neben der Proliferation ($\mathcal{P}$), als einen wichtigen Faktor, ergänzte er in seiner Modellierung die Motilität der malignen Zellen ($\mathcal{D}$) und fasste beide in einer Reaktions-Diffusionsgleichung mit folgender Form zusammen [60]

$$\partial_t c(\boldsymbol{x},t) = \underbrace{\mathcal{D}\left(c\left(\boldsymbol{x},t\right)\right)}_{\text{Diffusion}} + \underbrace{\mathcal{P}\left(c\left(\boldsymbol{x},t\right)\right)}_{\text{Proliferation}}. \qquad (3.3)$$

Wichtige weiterführende Arbeiten auf dem Gebiet der Tumorwachstumsmodellierung stammen von Clatz et. al. [8][17][42] und Swanson et. al. [78][79][80][81].

Die in der vorliegenden Arbeit genutzten und in [39] näher betrachteten Wachstumsmodelle basieren auf der durch (3.3) definierten Reaktions-Diffusionsgleichung. Die einzelnen Terme werden analog zu [60] definiert:

$$\partial_t c(\boldsymbol{x},t) = \nabla(\boldsymbol{D}(\boldsymbol{x})\nabla c(\boldsymbol{x},t)) + \rho c(\boldsymbol{x},t). \qquad (3.4)$$

Der Diffusionsterm entstammt hierbei der dreidimensionalen Form des 2. Fick'schen Diffusionsgesetzes. Für den Proliferationsterm wird ein exponentielles Wachstum gewählt. Über die räumlich variierenden Diffusionskoeffizienten $\boldsymbol{D}$ ist eine orts- und gewebeabhängige Beschreibung des Tumors möglich. Insgesamt lassen sich über die Proliferationsrate ρ und den Diffusionskoeffizienten $\boldsymbol{D}$ der Grad des Tumors modellieren [89].

Bei der Simulation des Masseeffekts werden in dieser Arbeit zwei unterschiedliche Wachstumsmodelle genutzt, die sich lediglich in der Definition von $\boldsymbol{D}$ unterscheiden. Das erste Modell simuliert dabei die Diffusion als isotropen, richtungsunabhängigen Prozess, wobei eine Variation der Werte zwischen weißer (Ω_w) und grauer (Ω_g) Hirnmasse analog zu [78] vorgenommen wird. Es gilt somit

$$\boldsymbol{D}(\boldsymbol{x}) = \begin{cases} \alpha & \boldsymbol{x} \in \Omega_w, \\ \beta & \boldsymbol{x} \in \Omega_g, \\ 0 & \text{sonst.} \end{cases} \qquad (3.5)$$

Im zweiten verwendeten Wachstumsmodell lassen sich durch Integration von Diffusionstensoren anisotrope, richtungsabhängige Diffusionseigenschaften beschreiben (sh. Abschnitt 3.1). Auch hier werden durch α und β die unterschiedlichen Ausbreitungsgeschwindigkeiten in weißer und grauer Hirnmasse beschrieben. Analog zu Clatz werden die verwendeten Diffusionstensoren skaliert [17]. Zusammen ergibt sich (3.5) somit zu

$$\underline{D}(x) = \begin{cases} \alpha \underline{D} & x \in \Omega_w \quad \text{(anisotrop)}, \\ \beta \max(\underline{D}) & x \in \Omega_g \quad \text{(isotrop)}, \\ 0 & \text{sonst.} \end{cases} \quad (3.6)$$

Die Tensorinformationen entstammen dem frei verfügbaren INRIA-Datensatz (sh. Abschnitt 3.2.1).

Die durch (3.3) definierte Reaktion-Diffusionsgleichung kann durch zusätzliche Terme erweitert werden. Somit ließen sich beispielsweise durch einen sogenannten Behandlungsterm $\mathcal{T}(c(x,t))$ der Effekt einer Behandlung modellieren und wäre so von besonderer Bedeutung für die Behandlungsplanung (sh. Abschnitt 5.2). In vielen der vorliegenden Arbeiten wird dieser Term zur Vereinfachung als konstant angenommen oder, wie in der vorliegenden Arbeit, vernachlässigt.

3.2.3 Masseeffekt

Als Masseeffekt wird der, durch das raumfordernde Wachstum des Tumors ausgeübte Druck auf das distal zum Kernvolumen des Tumors liegende Gewebe bezeichnet. Ausgelöst wird der Masseeffekt vor allem vom Kernvolumen des Tumors, da durch das Wachstum des Tumors hier die maximale Tragekapazität des Hirngewebes an Tumorzellen erreicht ist.

Wie in Abschnitt 2.2 bereits erwähnt, werden durch diesen erhöhten Hirndruck die beim Patienten auftretenden Symptome ausgelöst. Da Hirngewebe sehr schwer deformierbar ist, sind es vor allem Blut- und Lymphgefäße, sowie die Ventrikel, die eingeengt oder sogar verschlossen werden. Dies kann zu einer Unterversorgung und schließlich zum Absterben der betroffenen Hirnregionen führen.

Zur Reduzierung des Drucks auf das periphäre Gewebe wird daher bei der Resektion (sh. Abschnitt 2.5) das Kernvolumen des Tumors entfernt, wodurch sich unmittelbar das Befinden des Patienten verbessern lässt.

Somit stellt der Masseeffekt einen wesentlichen Prozess dar, den es bei der Wachstumssimulation zu modellieren gilt. Ein robustes Modell würde eine weitere Verbesserung der Therapieplanung erlauben, indem genauere Aussagen über zu erwartende neuronale Ausfälle bei fortschreitendem Krankheitsverlauf getroffen werden könnten.

Daher soll im Folgenden näher auf die in dieser Arbeit verwendeten Deformationsmodelle eingegangen werden. Es wird mit einem kurzen Überblick über deformierbare Modelle begonnen. Im Anschluss werden generelle Probleme und getroffene Annahmen bei den verwendeten Deformationsmodellen vorgestellt. Eine genaue Betrachtung der im Rahmen dieser Arbeit genutzten Deformationsmodelle und der dazu entwickelten Kopplungsmodelle wird in den letzten beiden Abschnitten geliefert.

3.2.3.1 Überblick

Deformierbare Modelle sind heutzutage zu einem unverzichtbaren Werkzeug in Industrie, Medizin und Forschung geworden. Die möglichen Anwendungen sind dabei vielseitiger Natur. Beispielhaft seien hier die Crash-Test-Simulation von neuen Fahrzeugen [31][55], die realistische Simulation von Computerspielen [41] und die Generierung von Standard-Atlanten als gemeinsamer Referenzraum zur quantitativen Beurteilung von Ergebnissen [22][59][77][90] erwähnt.
Vor allem in der medizinischen Bildverarbeitung wächst der Bedarf an physikalisch realistischen Modellen im Bereich der Operationsplanung und Bildregistrierung.
Am Institut für Medizintechnik werden entsprechende Verfahren aus der Bildregistrierung schon seit längerer Zeit eingesetzt [32][53][52]. So wird in [52] ein Verfahren zur Analyse von Wachstums- und Infiltrationsmustern von Hirntumoren aus MRT-Serien auf Basis einer nicht-rigiden Bildregistrierung vorgestellt.
Zahlreiche der zur Deformation verwendeten Modelle sind zum Teil schon seit längerem bekannt und entstammen in vielen Fällen aus Anwendungen, die sich mit der Erzeugung von Oberflächen oder dem Interpolieren von komplexen Kurven befassen. Eine grobe Einteilung lässt sich dabei in physikalische und nicht-physikalische Modelle vornehmen. Beide Gruppen sollen kurz vorgestellt werden.

Nicht-physikalische Modelle: Einer der ersten, der einfache mathematische Funktionen zur deformationsbasierten Morphometrie nutzte, war Thompson [82]. Durch die verwendeten Transformationen ließ sich dabei ein Bild kontinuierlich in ein anderes überführen. Diese Transformationen basierten weniger auf physikalischen Grundlagen, sondern nutzten zur Deformation korrespondierende Merkmale und geometrische Verhältnisse in beiden Bildern. Der Vorteil dieser Methodik liegt in ihrer effizienten Berechenbarkeit. Durch das Fehlen physikalischer Grundlagen bedarf es aber einer kritischen Beurteilung der Ergebnisse.
Die Idee Thompsons wurde von Bookstein aufgegriffen und zur Analyse von MR-Bildern eingesetzt [9][10], wobei dazu in zwei Bildern eine relativ kleine, frei im Raum platzierbare Menge von korrespondierenden Punkten generiert und die Deformationen zwischen diesen Punkten mit Hilfe von Thin-Plate Splines berechnet wurden. Dabei

gewährleisten die Thin-Plate Splines, dass das berechnete Deformationsfeld zwischen den Punkten glatt ist. Für eine detailliertere Einführung der Thin-Plate Spline sei hier auf Abschnitt 3.2.3.3 verwiesen.

Eine Erweiterung dieses Modell, bei dem nicht nur korrespondierende Landmarken in Übereinstimmung gebracht werden müssen, sondern der gesamte Umriss einer Struktur, führt zu den *Aktiven Konturen*. Davatzikos et. al. [23] nutzen sogenannte Snakes zur Analyse des Corpus Callosums. Eine weitere Anwendungen zur Atlas-Registrierung mittels *Aktiver Konturen* wird von Duay et. al. [21] vorgestellt.

Diese Verfahren basieren auf frei im Raum verteilbaren, korrespondierenden Landmarken oder Konturen. Eine Methode, die eine bessere Kontrolle über die stattfindenden Transformation bietet als die Bearbeitung individueller Landmarken, ist die Free-Form Deformation. Das zu deformierende Bild wird dabei von einem Gitter überlagert. Die Deformation wird anschließend nicht mehr auf dem Bild durchgeführt, sondern geschieht durch Deformation des Gitternetzes. Die erste Idee zu diesem Verfahren stammt von Barr [5], wurde aber seitdem zahlreiche Male erweitert [20][37][70][71]. Detaillierter wird in Abschnitt 3.2.3.4 auf dieses Modell eingegangen.

Physikalische Modelle: Die meisten heutiger Deformationsansätze basieren auf physikalischen Modellen [8][17][36]. Die Modellierung verfolgt hierbei das Ziel, die Deformation unter Zuhilfenahme von physikalischen Information realistisch darzustellen. Speziell für das Hirngewebe existieren in der Literatur zahlreiche rheologische Untersuchungen [56][57]. Miller zeigte in seinen Untersuchungen, dass Hirngewebe als homogenes, hyper-viskoelastisches, anisotropes Material modelliert werden kann. In vielen Fällen wird zur Vereinfachung aber bei der Beschreibungen des Deformationsverhalten auf Formalismen aus der Kontinuumsmechanik zurückgegriffen. Das zu deformierende Objekt wird dabei als Kontinuum behandelt, das ein solides Objekt mit einer Masse und Energieverteilungen beschreibt. Unter den gegebenen internen und externen Kräften, die auf den Körper wirken, wird nach dem Gleichgewicht der Energien gesucht. Die Deformation des Objektes spiegelt sich damit als Funktion der wirkenden Kräfte und der Materialeigenschaften wider. Daneben werden Randbedingung zur Gewährleistung der mathematischen Konsistenz eingefügt. Insgesamt ergibt sich eine nichtlineare, partielle Differentialgleichung, die es zu lösen gilt.

Da eine geschlossene, analytische Lösung nicht für alle Objekte und Randbedingungen garantiert werden kann, werden numerische Verfahren zu Approximation des Deformationsverhaltens genutzt. Eines der bekanntesten und am häufigsten verwendeten numerischen Verfahren ist die Finite Elemente-Methode (FEM). Speziell in der Medizin existieren zahlreiche Anwendungen [25][51][73].

Clatz et. al. [8][17] verwenden einen auf der FE-Methode basierenden Ansatz im Rahmen der Tumormodellierung zur Lösung der partiellen Differentialgleichung (vgl. (3.4)). Neben dem Wachstum wird zusätzlich die Deformation des Hirns berechnet, die vor allem vom Kerntumorvolumen bestimmt wird. Über die lokale Tumorzelldichte wird direkt der innere Gewebedruck beeinflusst, der zur Lösung der Gleichgewichtsbedingung und der sich daraus ergebenen Verrückung benötigt wird. Insgesamt lassen sich mittels der FE-Methode komplexe Materialien und ihr mechanisches Verhalten modellieren. Die Güte der Auslösung wird dabei durch die Anzahl der verwendeten Knoten bestimmt. Mit steigender Knotenzahl wächst allerdings die Laufzeit der Berechnung, wodurch trotz zahlreicher Verfahren zur Reduzierung des Rechenaufwands ein Einsatz in der Echtzeitsimulation derzeit nur bei einer geringen Anzahl an Knoten möglich ist.

Daneben besitzt die Nutzung von unstrukturierten Gittern einige Nachteile. Bei Vorhandensein großer Verschiebungen verschlechtert sich die Qualität der Gitterauflösung, so dass ein aufwändiges Regriding notwendig ist [58].

Ein anderes Verfahren, das dieses Problem durch Nutzung eines regelmäßigen Gitters umgeht, wird von Hogea et. al. vorgestellt [36]. Basierend auf einer vollständigen Euler-Formulierung werden die Kräfte approximiert. Für das Tumorwachstum wird eine Level-Set-Methode verwendet, wobei sich die neue Tumorfront aus der zeitlichen Veränderung des Verrückungsfeldes ergibt. Auf eine komplexe Simulation der Tumorzellverteilung, wie beispielsweise bei Clatz et. al. [8], wurde in dieser Anwendung bewusst verzichtet.

3.2.3.2 Deformationsmodell

In dieser Arbeit werden zwei einfache Verfahren aus der Bildregistrierung genutzt, um eine möglichst schnelle und dabei gute Approximation des Masseeffektes zu liefern. Es wurde sich bewusst gegen physikalisch korrekte und dadurch rechenaufwändige Modelle zur Modellierung des Masseeffekts entschieden.

Dabei ergeben sich allgemein Probleme bei der Deformationsberechnung und der anschließenden Abbildung der Bildpunkte. Hier existieren zwei unterschiedliche Verfahren die im Folgenden zusammen mit ihren Vor- und Nachteilen erläutert werden sollen.

Vorwärts- und Rückwärtsabbildung: In dieser Arbeit wurde die Transformation durch Rückwärtsabbildung realisiert. Im Gegensatz zur Vorwärtsabbildung, bei der Punkte aus dem Originalbild auf Punkte des Zielbildes mittels der Transformationsfunktionen Φ abgebildet werden, wird bei der Rückwärtsabbildung die inverse Transformation Φ^{-1} zur Abbildung vom Ziel- ins Originalbild genutzt. Die Probleme der Überlappung – mehrere Punkte aus dem Originalbild werden auf ein- und denselben Punkt im Zielbild abgebildet – und Löcher – ein Punkt aus dem Zielbild wird keinem Punkt aus dem Originalbild zugeordnet – können somit nicht entstehen. Allerdings ist die Existenz von Φ^{-1} nicht immer gewährleistet.

Beide Verfahren sind in Abbildung 3.2 anhand eines Beispiels dargestellt. Bei der Vorwärtsabbildung kam es bei der Abbildung zu Überlappungen.

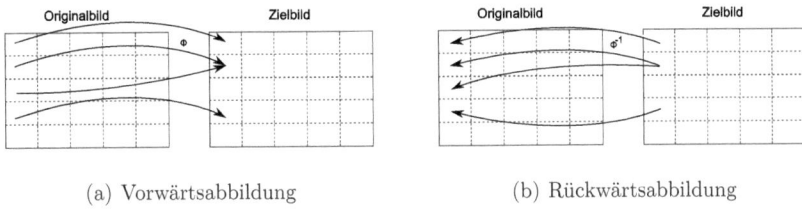

(a) Vorwärtsabbildung (b) Rückwärtsabbildung

Abbildung 3.2: Prinzip der Vorwärts- und Rückwärtsabbildung.

Kopplungsmodelle: Der Masseeffekt ist getrieben durch das Ausüben einer Kraft durch den Tumor auf umliegendes Gewebe. Zur Bestimmung dieser Kräfte und Integration in die Deformationsmodelle wurden im Rahmen dieser Masterarbeit spezielle Kopplungsmodelle entwickelt. Diese erlauben es, den Masseeffekt an die der Wachstumsmodellierung unterliegenden Reaktions-Diffusionsgleichung zu koppeln. Hier soll nur kurz auf die dabei getroffen Annahmen eingegangen werden. Eine genaue Vorstellung der Kopplungsmodelle findet in den späteren Abschnitten statt.

1. Nur der solide Teil des Tumors (GTV[3]) fügt eine Kraft auf das umliegende Gewebe aus.

2. Der Masseeffekt wird durch die Tumorzellkonzentration c beeinflusst. Die Umkehrung gilt aber nicht.

3.2.3.3 Thin-Plate Splines (TPS)

Das erste im Rahmen dieser Masterarbeit entwickelte Modell basiert auf den von Bookstein [9] eingeführten Thin-Plate Splines. Dieser adaptierte die von Duchon [27] zum geometrischen Design eingesetzte Methode so, dass sie zur 2-dimensionalen Interpolation genutzt werden kann. Die Vorteile der TPS liegen in der globalen und glatten Interpolation und ihrer einfachen Berechenbarkeit.

Die TPS basieren dabei auf einem physikalischen Modell, das die Deformation einer dünnen Metallplatte beschreibt, die mittels weniger punktueller Belastungen in eine dadurch definierte neue Form gezwungen wird und dabei eine assoziierte Verrückungsenergie minimiert.

---
[3]GTV: Gross Tumor Volume, Tumorkernvolumen

Prinzip: Bevor mit den Erläuterungen zum Prinzip der TPS begonnen wird, soll hier darauf hingewiesen werden, dass sich die Beschreibungen auf den 2D-Fall beschränken. Eine Adaption auf den d-dimensionalen Fall wird in [66] geliefert. Genauere Ausführung zu den Thin-Plate Splines sind in [9] zu finden.
Gegeben seien zwei Mengen von Kontrollpunkten $\boldsymbol{P} = \{\boldsymbol{p}_i\}$ und $\boldsymbol{Q} = \{\boldsymbol{q}_i\}$ mit $i \in \{1, \ldots, n\}$ innerhalb zweier Bildrepräsentationen. Aufgabe ist es, die Transformation $\Phi : \mathbb{R}^2 \to \mathbb{R}^2$ zu finden, die folgende Eigenschaften besitzt:

1. Φ minimiert das Funktional $\mathcal{J} : \mathbb{R}^2 \to \mathbb{R}$

2. $\Phi(\boldsymbol{p}_i) = \boldsymbol{q}_i, \quad i = 1, \ldots, n \quad$ (Interpolationsbedingung)

Für Thin-Plate Splines ist das Funktional $\mathcal{J}$ bekannt und gegeben durch

$$\mathcal{J}(\Phi) = \int_{\mathbb{R}^2} \left(\frac{\partial^2 \Phi}{\partial x^2}\right)^2 + 2\left(\frac{\partial^2 \Phi}{\partial x \partial y}\right)^2 + \left(\frac{\partial^2 \Phi}{\partial y^2}\right)^2 d\boldsymbol{x} = \int_{\mathbb{R}^2} \|\mathrm{H}_\Phi\|_{\mathrm{Frob}}^2 d\boldsymbol{x} \qquad (3.7)$$

wobei mit H_Φ die Hesse-Matrix von Φ (sh. Anhang A.3) und mit $\|.\|_{\mathrm{Frob}}^2$ das Quadrat der Frobeniusnorm (sh. Anhang A.5) bezeichnet wird.
Duchon zeigte [27], dass für das obige Problem eine eindeutige Transformation existiert, die durch Lösung der inhomogenen, biharmonischen Gleichung

$$\nabla^4 \Phi + \sum_{i=1}^{n} \omega_i \delta(\boldsymbol{x} - \boldsymbol{p}_i) = 0 \qquad (3.8)$$

gefunden werden kann. Durch Ausnutzung der Greenschen Funktion ergibt sich für die Verrückung Φ eines Punktes $\boldsymbol{x} = (x, y)$ (sh. Anhang A.7 für den 1D-Fall)

$$\Phi(\boldsymbol{x}) = \underbrace{\alpha_1 + \alpha_x x + \alpha_y y}_{\text{affiner Teil}} + \underbrace{\sum_{i=1}^{n} \omega_i U(\boldsymbol{x}\,;\,\boldsymbol{p}_i)}_{\text{elastischer Teil}}. \qquad (3.9)$$

Dabei bezeichnet $U(\cdot\,;\,\boldsymbol{p})$ die radiale Basisfunktion mit $p_i \in \boldsymbol{P}$. Speziell für den 2-dimensionalen Fall ist die radiale Basisfunktion definiert durch

$$U(\boldsymbol{x}\,;\,\boldsymbol{p}) = \|\boldsymbol{x} - \boldsymbol{p}\|_2^2 \log \|\boldsymbol{x} - \boldsymbol{p}\|_2^2. \qquad (3.10)$$

Dabei bezeichnet $\|\cdot\|_2$ die Euklidische Norm. In Abbildung 3.3 ist diese Basisfunktion dargestellt. Sie wird als radial bezeichnet, da sie lediglich vom euklidischen Abstand ihrer Datenpunkte abhängig ist [61].
Für weitere wichtige Basisfunktionen unterschiedlicher Dimensionen sei auf Tabelle A.3 im Anhang verwiesen.
Die Koeffizienten $\boldsymbol{\alpha}$ und $\boldsymbol{\omega}$ aus (3.9) bestimmen den Einfluss der affinen bzw. elasti-

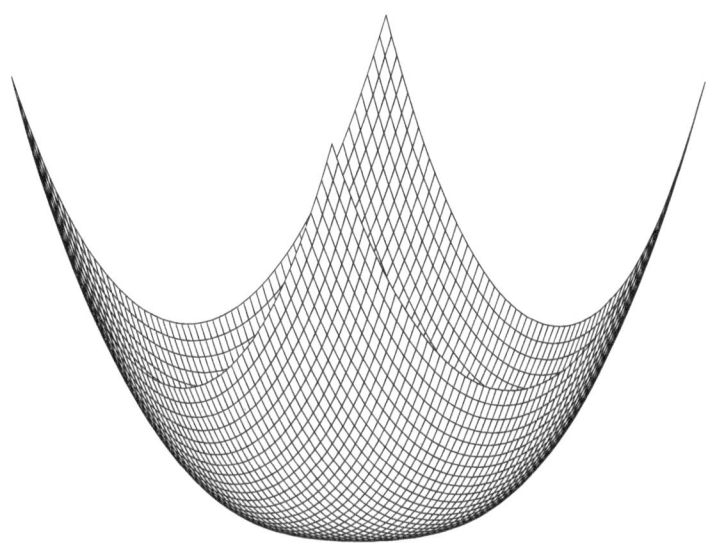

Abbildung 3.3: Darstellung der $r^2 \log r^2$ Basisfunktion.

schen Transformation. Der affine Part legt dabei das Verhalten von Φ im Unendlichen fest und ist verantwortlich für Verschiebung, Skalierung, Rotation und Scherung. Der elastische Anteil beschreibt, im Gegensatz zu den globalen Auswirkungen des affinen Anteils, lokale Deformationen.

Zur Durchführung der Deformation müssen diese Koeffizienten bekannt sein. Zur Ermittlung werden dazu n korrespondierende Landmarken (x_i, y_i) und (x'_i, y'_i) in Quell- und Zielbild ermittelt. Neben der Forderung, dass die Interpolationsbedingung erfüllt sein muss, existieren weitere Einschränkungen an die Lösung [26]

$$\sum_{i=1}^{n} \omega_i = \sum_{i=1}^{n} \omega_i x_i = \sum_{i=1}^{n} \omega_i y_i = 0. \tag{3.11}$$

Damit ergibt sich ein lineares Gleichungssystem der folgenden Form

$$\begin{array}{c} \boldsymbol{K}\boldsymbol{\omega} + \boldsymbol{P}\boldsymbol{\alpha} = \boldsymbol{Q} \\ \boldsymbol{P}^T \boldsymbol{\omega} = 0 \end{array} \rightarrow \underbrace{\begin{pmatrix} \boldsymbol{K} & \boldsymbol{P} \\ \boldsymbol{P}^T & 0 \end{pmatrix}}_{L} \begin{pmatrix} \boldsymbol{\omega} \\ \boldsymbol{\alpha} \end{pmatrix} = \underbrace{\begin{pmatrix} \boldsymbol{Q} \\ 0 \end{pmatrix}}_{Y}. \tag{3.12}$$

Dabei enthält die $n \times n$ Matrix $\boldsymbol{K}$ die Basisfunktionen

$$\boldsymbol{K} = \begin{pmatrix} 0 & U(\boldsymbol{p}_1 \, ; \boldsymbol{p}_2) & \ldots & U(\boldsymbol{p}_1 \, ; \boldsymbol{p}_n) \\ U(\boldsymbol{p}_2 \, ; \boldsymbol{p}_1) & 0 & \ldots & U(\boldsymbol{p}_2 \, ; \boldsymbol{p}_n) \\ \ldots & \ldots & \ldots & \ldots \\ U(\boldsymbol{p}_n \, ; \boldsymbol{p}_1) & U(\boldsymbol{p}_n \, ; \boldsymbol{p}_2) & \ldots & 0 \end{pmatrix}. \tag{3.13}$$

Die $n \times 3$ Matrix $\boldsymbol{P}$ beinhaltet die Koordinaten der Landmarken und hat die Form

$$\boldsymbol{P} = \begin{pmatrix} 1 & x_1 & y_1 \\ 1 & x_2 & y_2 \\ 1 & \ldots & \ldots \\ 1 & x_n & y_n \end{pmatrix}. \qquad (3.14)$$

Durch Invertierung von (3.12) können $\boldsymbol{\alpha}$ und $\boldsymbol{\omega}$ bestimmt werden.

$$\boldsymbol{L}^{-1}\boldsymbol{Y} = (\boldsymbol{\omega}|\boldsymbol{\alpha}_1\ \boldsymbol{\alpha}_x\ \boldsymbol{\alpha}_y\ )^T \qquad (3.15)$$

Somit sind alle notwendigen Parameter für (3.9) vorhanden und die resultierende Deformation kann berechnet werden.

Approximation mit Thin-Plate Splines: Die Interpolation mittels TPS erfordert es, dass die exakten Positionen der Landmarken bekannt sind. Für den Fall, dass die Positionen nur approximativ genau detektiert werden können, ist das Interpolationsschema nicht das Mittel der Wahl.
Zur Integration von Messungenauigkeiten bei der Bestimmung der Lokalisation von Kontrollpunkten ist nach [67] lediglich eine Anpassung von (3.12) notwendig. (3.12) ergibt sich zu

$$\begin{aligned}(\boldsymbol{K} + \lambda \mathbf{I})\,\boldsymbol{\omega} + \boldsymbol{P}\boldsymbol{\alpha} &= \boldsymbol{Q} \\ \boldsymbol{K}^T \boldsymbol{\omega} &= 0. \end{aligned} \qquad (3.16)$$

$\mathbf{I}$ ist hierbei die Einheitsmatrix der Form

$$\mathbf{I} = \begin{pmatrix} 1 & & 0 \\ & \ddots & \\ 0 & & 1 \end{pmatrix}. \qquad (3.17)$$

λ lässt sich als Standardabweichung für nur näherungsweise bekannte Landmarken deuten. Für den Wert 0 findet eine Interpolation der Landmarken statt. Je größer der Wert von λ wird, desto schwächer werden die Landmarken interpoliert.
Wie in (3.16) erkennbar ist, sind die notwendigen Anpassungen zum Einsatz der TPS als Approximationsmethode nur marginal. Innerhalb der Berechnung müssen lediglich die Diagonaleinträge von K, die im Falle der Interpolation 0 sind, durch λ ersetzt werden.
Abbildung 3.4 zeigt ein Beispiel für eine Regularisierung mittels Thin-Plate Splines für unterschiedliche Werte von λ. Abbildung 3.4 (a) zeigt dabei die korrespondierenden Punkte auf einem regelmäßigen Gitter. Hierbei müssen die magentafarbenen Landmarken auf die blauen Landmarken registriert werden. Die weiteren Abbildungen zeigen die Resultate nach durchgeführter Deformation unter Verwendung

3.2 Methodik

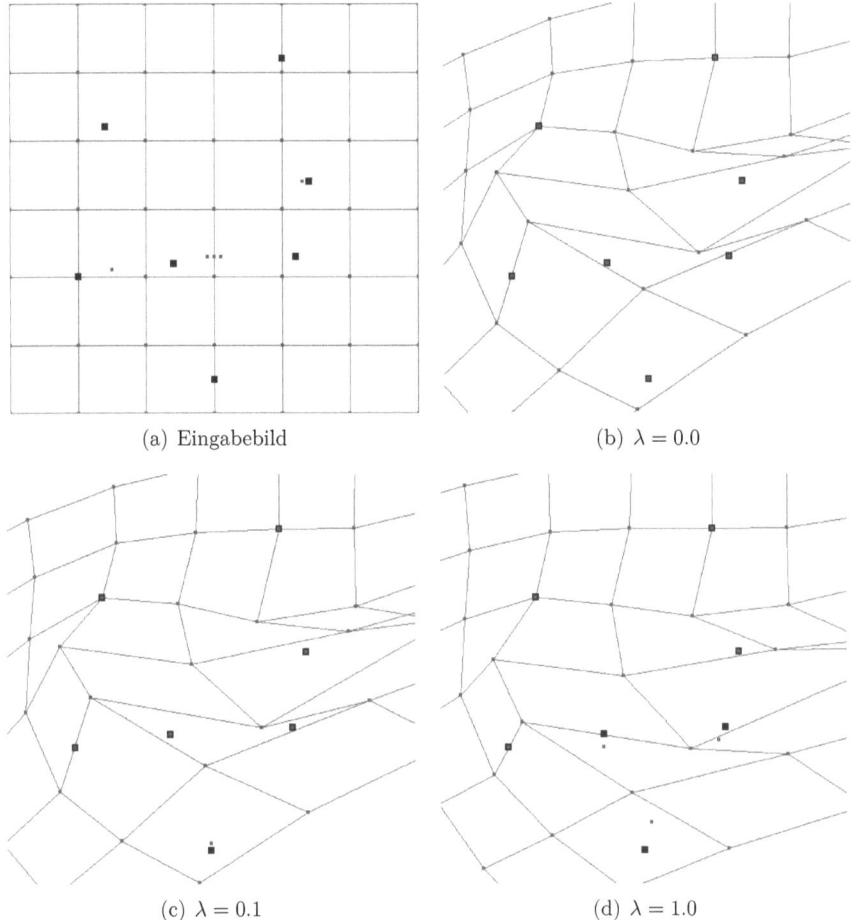

(a) Eingabebild (b) $\lambda = 0.0$

(c) $\lambda = 0.1$ (d) $\lambda = 1.0$

Abbildung 3.4: Thin-Plate Spline-Approximation mit Regularisierung.

unterschiedlicher Regularisierungsparameter λ. Abbildung 3.4 (b) zeigt das Ergebnis für $\lambda = 0.0$. Dies entspricht gerade dem Interpolationsschema. Deutlich sind die stark deformierten Anteile am rechten Rand erkennbar. Für die weiteren Ergebnisse mit $\lambda = 0.1$ (Abbildung 3.4 (c)) und $\lambda = 1.0$ (Abb. 3.4 (d)) nimmt die Stärke der Deformation immer weiter ab. Die Deformation wird immer steifer.

Kopplungsmodell: Eingebunden werden die Thin-Plate Splines in die Wachstumsmodelle, indem eine Isofläche um das Tumorkernvolumen getrackt wird. Diese Isofläche wird direkt aus der simulierten Tumorzellkonzentration $c(\boldsymbol{x}, t)$ bestimmt. Die Landmarken werden entsprechend verschoben und die Deformation des Hirns mit Hilfe der Thin-Plate Splines interpoliert. Die Deformation wird dabei nur durchgeführt, wenn (3.15) lösbar ist und sich somit die Parameter α und ω bestimmen lassen. In Abbildung 3.5 ist das Verfahren beispielhaft für zwei Zeitpunkte dargestellt.

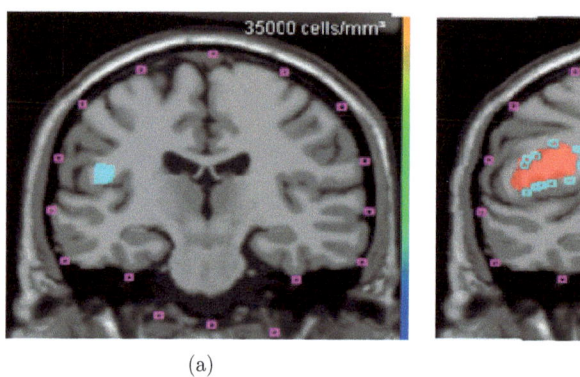
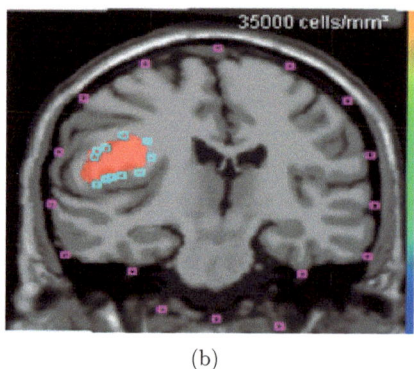

(a) (b)

Abbildung 3.5: Verteilung der Landmarken zu unterschiedlichen Zeitpunkten der Modellierung. Türkisfarbene Landmarken markieren Punkte auf dem Rand des GTV; violette Landmarken repräsentieren feste Punkte.

Türkisfarbene Landmarken werden in jedem Deformationsschritt auf dem Rand des GTV getrackt. Initial werden ausgehend vom Schwerpunkt des Tumors mittels Kugelkoordinaten auf der Einheitskugel durch Iterieren über die Winkel φ_t und ψ_t Suchlinien generiert, deren Schnittpunkte mit dem GTV die Positionen der Landmarken auf der Isofläche des Kernvolumens über die Zeit bestimmen. Bei der Generierung mittels Kugelkoordinaten würden an den Polen mehrere Suchlinien zusammenfallen und (3.15) nicht lösbar sein. Zur Behebung dieses Problems wird jeweils nur eine Suchlinie pro Pol erzeugt.

Wie man in Abbildung 3.5 erkennen kann, liegen die generierten Landmarken initial sehr dicht zusammen. Mit fortschreitendem Tumorwachstum nimmt der Abstand zwischen den Landmarken aber stetig zu, was zu Problemen bei der Approximation des Masseeffektes führt (sh. Abschnitt 5.1).

Basierend auf der Position der Landmarken zwischen zwei Zeitpunkten t und $t + 1$

können die beiden benötigten Mengen $\boldsymbol{P}$ und $\boldsymbol{Q}$ generiert werden. Durch Integration dieser Mengen in das TPS-Modell kann anschließend die Transformation des Bildes berechnet werden, die den Masseeffekt approximiert.

In Abbildung 3.6 wird dieser Prozess noch einmal schematisch für zwei Zeitpunkte dargestellt. Abgebildet sind die Umrisse des Kerntumorvolumens zu den Zeitpunkten t_1 und t_2. Ausgehend vom Masseschwerpunkt des Tumors wird der Schnittpunkt der Linie L_i mit dem Tumorkernvolumen gesucht und somit die Punkte p_i und q_i bestimmt.

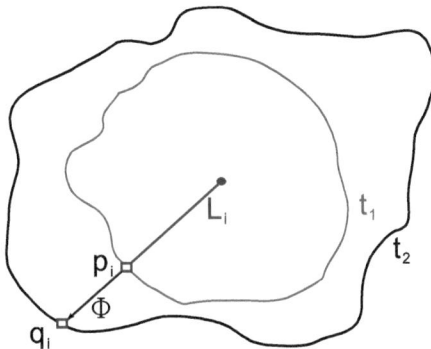

Abbildung 3.6: Schematische Darstellung der Bestimmung der neuen Landmarkenposition.

Neben den Landmarken, die zur Bestimmung des Masseeffektes getrackt werden, existiert eine weitere Landmarkenart. Diese sind in Abbildung 3.5 magentafarben dargestellt und bezeichnen feste Landmarken. Diese sollen eine Deformation von solidem Gewebe unterdrücken. Bei der Verteilung wird das gleiche Schema wie für die Tumorlandmarken genutzt, indem initial auf dem Schädel über die Winkel φ_s und ψ_s Landmarken verteilt werden. auch hier wird für die Pole jeweils nur eine Suchlinie erzeugt.

Die Wahl der vier Winkel bestimmt dabei maßgeblich die genutzte Anzahl an Landmarken. Für die Gesamtzahl an Landmarken auf dem Tumor $\mathcal{C}_t$ und auf dem Schädel $\mathcal{C}_s$ gilt dabei:

$$\mathcal{C}_t \propto \varphi_t^{-1}, \qquad\qquad \mathcal{C}_t \propto \psi_t^{-1} \qquad (3.18)$$

$$\mathcal{C}_s \propto \varphi_s^{-1}, \qquad\qquad \mathcal{C}_s \propto \psi_s^{-1} \qquad (3.19)$$

Die genaue Anzahl an Landmarken $\mathcal{C}_i$ kann bei Kenntnis der beiden Winkel φ_i und ψ_i mit $i = s, t$ über folgenden Zusammenhang berechnet werden

$$\mathcal{C}_i = \begin{cases} 0 & \varphi_i, \psi_i \to \infty, \\ \frac{2\pi^2}{\varphi_i}\left(\frac{1}{\psi_i} - \frac{1}{\pi}\right) + 2 & \text{sonst.} \end{cases} \qquad (3.20)$$

Da bei der Simulation nur ein endlicher Bildbereich betrachtet wird und Thin-Plate Splines in diesem Fall keine Garantie über die rechteckige Form des Bildes liefern, werden zusätzlich feste Landmarken um den Rand des Bildes gelegt.

Abbildung 3.7 stellt die Unterschiede bei der Simulation mit und ohne Landmarken am Rand des Bildes vor. Das Originalbild (a) wurde in Abbildung (b) ohne feste Landmarken und entsprechend in Abbildung (c) mit festen Landmarken um den Rand des Bildes deformiert. Es werden in beiden Fällen die blauen Landmarken auf die türkisfarbenen abgebildet. Die sichtbaren schwarzen Bereiche in Abbildung (b) zeigen Bildpunkte, deren korrespondierende Punkte außerhalb des Bildbereiches liegen und somit keinerlei Bildinformationen zur Visualisierung vorhanden sind.

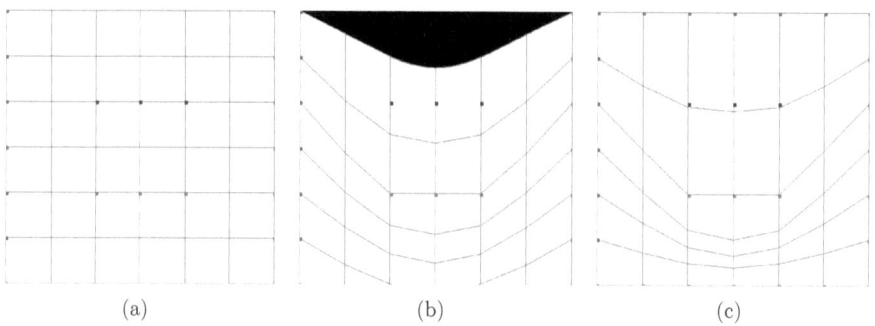

(a)   (b)   (c)

Abbildung 3.7: Darstellung unterschiedlichen Deformationsverhaltens vom Originalbild (a). Durchführung der Simulation ohne (b) und mit (c) festen Landmarken um den Rand des Bildes. Kodierung der Landmarken: blau: Punkte im Originalbild; türkisfarben: korrespondierende Punkte im Zielbild; magentafarben: feste Punkte.

3.2.3.4 Free-Form Deformation (FFD) basierend auf B-Splines

Die Free-Form Deformation ist ein mächtiges Werkzeug, das ein breites Anwendungsgebiet in der Modellierung von 3D-Objekten [16] und im medizinischen Umfeld besitzt [4][33]. Weitere Anwendung findet es in der nicht-rigiden Bildregistrierung [65][68].

Prinzip: Die Grundidee für die FFD stammt von Sederberg und Parry [70]. Diese erweiterten den von Barr [5] entwickelten, achsbasierten Ansatz zu einer raumbasierten Methode.

Im Gegensatz zu den Thin-Plate Splines (sh. Abschnitt 3.2.3.3), bei dem die korrespondierenden Landmarken frei im Raum verteilt sein dürfen, wird bei der FFD das zu deformierende, flexible Objekt vollständig mit einem einfach zu beschreibenden Volumen umhüllt. Die Deformation wird dann auf umgebene Volumen angewandt.

3.2 Methodik

Die genaue Kenntnis der Deformationsparameter und der initialen Parametrisierung der Objekte wird im Anschluss genutzt, um auf die neue Position der Objektpunkte zu schließen.

Sederberg und Parry schlugen in ihren Verfahren die Verwendung eines Parallelepipeds als Hüllkörper vor, wobei sich vor allem die Verwendung eines Quaders durchsetzte. Das initiale Quadervolumen bildet den Deformationsbereich, der je nach gewünschter Lokalität der Deformation, in weitere Teilvolumen unterteilt werden kann. Somit wird ein Gitter Ψ von Knotenpunkten $\{\phi_{i,j,k}\}$ mit unterschiedlichen Abständen δ_x^Ψ, δ_y^Ψ und δ_z^Ψ zwischen den Knotenpunkten geformt. Die Abstände können beliebig zwischen den einzelnen Knotenpunkten variieren. Zur Vereinfachung der Berechnung wird sich in vielen Fällen aber für ein regelmäßiges Gitter entschieden. In der vorliegenden Arbeit wurden zusätzlich gleiche Abstände in jede Raumrichtung gewählt, wodurch sich die unterschiedlichen Gitterabstände zu einem gemeinsamen Parameter δ^Ψ zusammenfassen lassen.

Der eigentliche Deformationsansatz von Sederberg und Parry basiert auf den geometrischen Zusammenhängen von Splinekurven, wobei sie in ihrer Arbeit Bernsteinpolynome zur Beschreibung eines Béziervolumens nutzten [70]. In der Praxis existiert aber eine Vielzahl weiterer Basisfunktionen zur Beschreibung von Spline-Kurven [68][71][74].

In dieser Arbeit wurde sich für die Nutzung von uniformen B-Splines als Basisfunktion entschieden, da diese, im Gegensatz zu Bernsteinpolynomen, bessere Eigenschaften besitzen (sh. Anhang A.8). Daher wird sich in den weiteren Beschreibungen auf die B-Splines und die sich dadurch ergebenen Deformationen beschränkt. Dabei soll hier nur der 3D-Fall erläutert werden. Eine Erweiterung auf andere Dimensionen ist aber ohne Probleme möglich.

Ausgehend von den geometrische Zusammenhängen ergibt sich die Verrückung $\Phi : \mathbb{R}^3 \to \mathbb{R}^3$ eines jeden Punktes $\boldsymbol{x} = (x, y, z)$ als Lösung des 3D Tensorproduktes von 1D kubischen B-Splines

$$\Phi(\boldsymbol{x}) = \sum_{l=0, m=0, n=0}^{3,3,3} \beta_l\left(u\left(\boldsymbol{x}\right)\right) \beta_m\left(v\left(\boldsymbol{x}\right)\right) \beta_n\left(w\left(\boldsymbol{x}\right)\right) \Delta\phi_{i+l, j+m, k+n}, \qquad (3.21)$$

wobei $\Delta\phi_{i,j,k}$ die Verrückung des Kontrollpunktes $\phi_{i,j,k}$ bezeichnet. Die Indizes i, j und k können durch die reguläre Struktur des Gitters über

$$i = \left\lfloor \frac{x}{\delta_x^\Psi} \right\rfloor, j = \left\lfloor \frac{y}{\delta_y^\Psi} \right\rfloor, k = \left\lfloor \frac{z}{\delta_z^\Psi} \right\rfloor \qquad (3.22)$$

ermittelt werden. Mit u, v und w werden die relativen Koordinaten von $\boldsymbol{x}$ innerhalb einer Gitterzelle bezeichnet. Es gilt dabei

$$u = \frac{x}{\delta_x^\Psi} - i, v = \frac{y}{\delta_y^\Psi} - j, w = \frac{z}{\delta_z^\Psi} - k. \quad (3.23)$$

Die Funktionen B_0 bis B_3 entsprechen den Basisfunktionen der B-Spline [46].

$$\begin{aligned} B_0(u) &= (1-u)^3/6 \\ B_1(u) &= (3u^3 - 6u^2 + 4)/6 \\ B_2(u) &= (-3u^3 + 3u^2 + 3u + 1)/6 \\ B_3(u) &= u^3/6 \end{aligned} \quad (3.24)$$

Aus der Verrückung Φ eines jeden Punktes $\boldsymbol{x}$ und der alten Position lässt sich die neue Position $\boldsymbol{x}'$ von $\boldsymbol{x}$ bestimmen durch

$$\boldsymbol{x}' = \boldsymbol{x} + \Phi(\boldsymbol{x}). \quad (3.25)$$

Sicherung der C^2-Kontinuität: Die Nutzung von B-Splines führt zum Problem, dass das Bild der B-Splines nicht in der konvexen Hülle der Kontrollpunkte liegt, wenn ein äquidistantes Gitter mit Multiplizität Eins gewählt wird. Diese am Rand auftretenden Fehler können durch zwei unterschiedliche Lösungsstrategien umgangen werden.

In vielen Arbeiten werden zur Berechnung mehrfache Knotenpunkte am Rand eingefügt. Dadurch liegen die äußeren Kontrollpunkte auf der Hülle des FFD-Blocks. Das Deformationsverhalten wird damit ortsabhängig und ein stetiger Übergang zur Umgebung des FFD-Blocks kann nicht gewährleistet werden. Somit geht die C^2-Kontinuität verloren (sh. Anhang A.8).

Zur Sicherung dieser Kontinuität können am Rand Phantomknoten eingefügt werden, wobei das Gitter äquidistant fortgeführt wird. Somit umschließt das FFD-Volumen das gesamte Objekt ohne die C^2-Kontinuität zu verlieren. Für weitere Informationen sei auf [6] verwiesen.

Der Augenmerk dieser Masterarbeit lag in der Generierung von möglichst glatten Deformationen, so dass die C^2-Kontinuität gefordert wird und sich daher für das zweite Verfahren entschieden wurde. Die durch die Phantomknoten definierten Bereiche bleiben jedoch bei der Berechnung der Deformation unbeachtet.

Kopplungsmodell: Das Kopplungsmodell der TPS konnte aufgrund der veränderten Ausgangslage nicht für die FFD verwendet werden. Die Kopplung zwischen der Deformation und Diffusion erfolgt daher durch die Minimierung der Zielfunktion

$$\mathcal{J}(\Phi; c) = \mathcal{D} + \lambda_\mathcal{S} \mathcal{S}(\Phi) \xrightarrow{\Phi} min, \quad \lambda_\mathcal{S} \in \mathbb{R}. \quad (3.26)$$

3.2 Methodik

$\mathcal{D}$ stellt den Bezug zwischen der räumlichen Verteilung der Tumorzellkonzentration und den Deformationsblock her und ist definiert durch

$$\mathcal{D} = \sum_{\phi_{i,j,k} \in \Psi} c\left(\phi_{i,j,k}, t\right) \qquad (3.27)$$

Analog zu Rückert et. al. [68] ist $\mathcal{S}$ ein über den Lagrange-Multiplikator λ_S gewichteter Strafterm. Dieser bestraft singuläre Verrückungen und ist analog zur Biegeenergie der Thin-Plate Splines (sh. Anhang A.5) über die Frobeniusnorm $\|.\|_{\text{Frob}}$ der Hesse-Matrix H_Φ definiert durch

$$\mathcal{S}(\Phi) = \int_\Omega \| H_\Phi \|_{\text{Frob}}^2 d\boldsymbol{x}. \qquad (3.28)$$

Da der Regularisierungsterm für affine Deformationen gleich Null ist, werden somit nur nicht-affine Transformationen bestraft.

Für den einfachen 1D-Fall ist in Abbildung 3.8 schematisch das Verfahren der Optimierung für ein Gitterabstand von 10 mm dargestellt worden. Die simulierte Tumorzellverteilung $c(x,t)$ und die Gitterknotenverteilung sind in rot dargestellt. Die Optimierung wird für den Knoten bei $x = 30$ vorgenommen. Ohne den Strafterm $\mathcal{S}$ würde das Optimum hinter den Knoten bei $x = 40$ liegen und es käme zu einer singulären Verrückung. Durch Nutzung von $\mathcal{S}$ verlagert sich dieses Optimum zwischen beide Knoten, so dass keine Überfaltung stattfindet. Die in Abbildung 3.8 für $\mathcal{S}$ genutzten Werte sind in Abbildung 3.9 für einen einzelnen Gitterknoten als Funktion der Verrückung Φ dargestellt. Als Gitterabstand δ^Ψ wurde 10 mm gewählt.

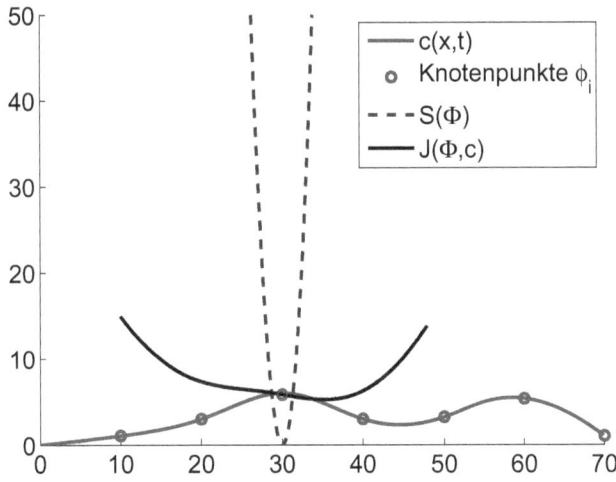

Abbildung 3.8: Schematische Darstellung der Gitterknotenoptimierung.

Wie an der Struktur von $\mathcal{S}$ erkennbar, werden zur Berechnung die zweiten Ableitungen von Φ benötigt. Durch die Berechnung der 3D-Splines als Tensorprodukt von unabhängigen 1D-Funktionen können die Ableitungen entlang der x-Achse (3.29) und entlang der xy-Achse (3.30) sehr leicht analytisch bestimmt werden.

$$\frac{\partial^2 \Phi}{\partial x^2} = \frac{1}{\delta_x^{\Psi\,2}} \sum_{l=0, m=0, n=0}^{3,3,3} \frac{\partial^2}{\partial u^2} \beta_l(u) \beta_m(v) \beta_n(w) \phi_{i+l, j+m, k+n} \quad (3.29)$$

$$\frac{\partial^2 \Phi}{\partial xy} = \frac{1}{\delta_x^{\Psi} \delta_y^{\Psi}} \sum_{l=0, m=0, n=0}^{3,3,3} \frac{\partial}{\partial u} \beta_l(u) \frac{\partial}{\partial v} \beta_m(v) \beta_n(w) \phi_{i+l, j+m, k+n} \quad (3.30)$$

Die restlichen Ableitungen ergeben sich analog. Die notwendigen ersten (3.31) und zweiten (3.32) Ableitungen der Basisfunktionen sind wie folgt definiert

$$\begin{aligned}\frac{\partial \beta_0(u)}{\partial u} &= \left(-u^2 + 2u - 1\right)/2 \\ \frac{\partial \beta_1(u)}{\partial u} &= \left(3u^2 - 4u\right)/2 \\ \frac{\partial \beta_2(u)}{\partial u} &= \left(-3u^2 + 2u + 1\right)/2 \\ \frac{\partial \beta_3(u)}{\partial u} &= \left(u^2\right)/2 \end{aligned} \quad (3.31)$$

$$\begin{aligned}\frac{\partial^2 \beta_0(u)}{\partial u^2} &= -u + 1 \\ \frac{\partial^2 \beta_1(u)}{\partial u^2} &= 3u - 2 \\ \frac{\partial^2 \beta_2(u)}{\partial u^2} &= -3u + 1 \\ \frac{\partial^2 \beta_3(u)}{\partial u^2} &= u. \end{aligned} \quad (3.32)$$

Die Minimierung von $\mathcal{J}$ wird iterativ für jeden Knoten $\phi_{i,j,k}$ vorgenommen. Zu Beginn wird die Metrik für die aktuelle Konfiguration nach (3.26) berechnet. Anschließend wird $\phi_{i,j,k}$ in jedem Schritt entlang des absteigenden Gradienten der simulierten Tumorzellverteilung verschoben, wobei initial eine Schrittweite vom halben Gitterabstand $\delta_i^{\Psi}, i = x, y, z$ gewählt wird. Nach jeder Verrückung wird die neue Metrik berechnet. Sollte sich durch die Veränderung der Gitterposition eine Verbesserung ergeben haben, so wird die Veränderung übernommen und eine weitere Verrückung um dieselbe Schrittweite versucht. Bei einer Verschlechterung wird die Änderung verworfen und die Schrittweite halbiert. Dieses Verfahren wird solange durchgeführt, bis die Schrittweite geringer als 0.25 mm ist.

Zur Beschleunigung wird das beschriebene Verfahren nicht für alle Knoten angewandt. Zur Optimierung von $\mathcal{J}$ werden hierbei nur die Knotenpunkte aus ϕ_{opt} herangezogen.

Dabei gilt
$$\phi_{opt} = \{\phi_{i,j,k} | \phi_{i,j,k} \in \Psi \wedge \phi_{i,j,k} \in \Omega_T\}. \tag{3.33}$$

Ausgehend von der Definition von Ω_T (sh. Abschnitt 3.2.1) kann sich nur für die Knoten aus ϕ_{opt} eine Verbesserung ergeben.

Eine weitere Beschleunigung lässt sich durch Approximation des Strafterms $\mathcal{S}$ erreichen. Hierzu wird der Wert von $\mathcal{S}$ nicht über den gesamten Raum Ω_B ausgewertet, sondern wird nur für Gitterknoten berechnet, die unmittelbar durch die Veränderung von $\phi_{i,j,k}$ beeinflusst werden.

Durch diese Verfahren lässt sich die Laufzeit der Optimierung und somit die Gesamtlaufzeit eines Simulationsschrittes niedrig halten.

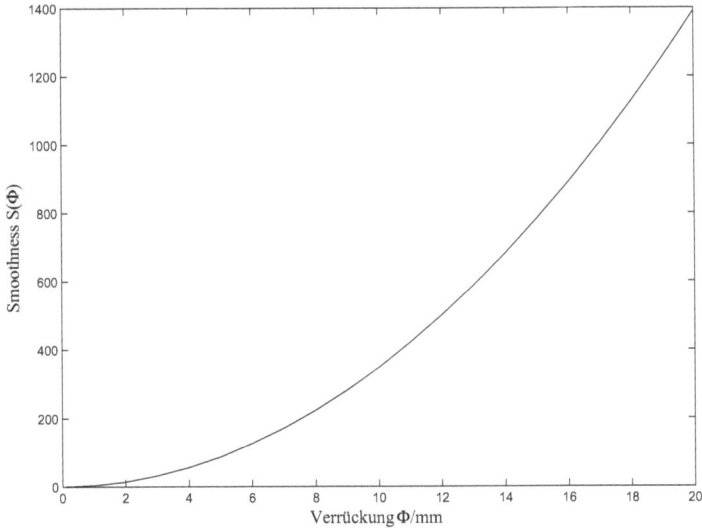

Abbildung 3.9: Funktionsverlauf von $\mathcal{S}$ für Verrückungen Φ; $\delta^\Psi = 10$ mm.

3.3 Zusammenfassung

Dieses Kapitel stellte die verwendeten Daten und Methoden vor. Es wurde kurz auf die zur Simulation des Masseeffektes notwendige Wachstumsmodellierung eingegangen. Ausgehend von der Annahme, dass das Tumorkernvolumen für den Masseeffekt verantwortlich ist, wurden zwei aus der Bildregistrierung bekannte Deformationsmodelle und die dazu entwickelten Kopplungsmodelle vorgestellt.

Die erste Methode verwendet die Thin-Plate Splines, wobei korrespondierende Landmarken aus unterschiedlichen Simulationsschritten durch eine globale, glatte Transformation aufeinander abgebildet werden. Zur Gewinnung korrespondierender Punkte werden auf der Oberfläche des Tumorkernvolumens Landmarken verteilt und zusammen mit der wachsenden Tumorfront verschoben. Feste Landmarken auf dem Schädel unterdrücken dabei Deformationen dieser Bereiche.

Als zweite Methode wird die Free-Form Deformation genutzt, bei der ein äquidistantes Gitter von Knotenpunkten über das Bild gelegt wird. Für diese Knoten wird die Deformation über Optimierung eines Funktionales bestimmt. Zusammen mit den Gitterdeformationen und der initialen Parametrisierung der Objekte kann im Anschluss die Deformation des Gesamtbildes berechnet werden. Die raumfordernde Wirkung wird durch Optimierung der Zielfunktion approximiert. Über einen Term innerhalb der Zielfunktion wird dabei der Zusammenhang zwischen der Verteilung der Tumorzellkonzentration und dem Deformationsblock hergestellt. Ein weiterer Term dient der Bestrafung singulärer Verrückungen.

Kapitel 4

Experimente und Ergebnisse

In diesem Kapitel werden die Ergebnisse der im Abschnitt 3.2.3 vorgestellten Deformationsmodelle dargestellt.
Zu Beginn sollen die verwendeten Parameter der Wachstumsmodelle definiert werden (sh. Abschnitt 4.1).
Der eigentliche Fokus dieses Kapitels liegt aber auf den Abschnitten 4.2 und 4.3, in denen Resultate der entwickelten Deformationsmodelle vorgestellt und der Einfluss der unterschiedlichen Modellparameter untersucht werden.
Zum Abschluss sollen beide Modelle kurz unter verschiedenen Gesichtspunkten verglichen werden (sh. Abschnitt 4.4). Eine Diskussion der gezeigten Ergebnisse erfolgt in Kapitel 5.

4.1 Parameter

Die Lösung von (3.4) wird auf einem hochaufgelösten Voxelgitter ($0.5 \times [\delta_x, \delta_y, \delta_z]$) diskretisiert. Die Auswahl der Parameter wird so getroffen, dass ein Iterationsschritt der Simulation einem Tag entspricht.
Die Parameter der Wachstumsmodelle von (3.4) sind analog zu [78] initialisiert. Somit ergibt sich für den Proliferationsparameter $\rho = 0.012 \text{ d}^{-1}$. Die beiden Parameter aus (3.5) und (3.6) werden folgendermaßen definiert: $\beta = 0.0013 \text{ cm}^2 \cdot \text{d}^{-1}$ und $\alpha = 5 \cdot \beta = 0.0065 \text{ cm}^2 \cdot \text{d}^{-1}$.
Bei der Visualisierung der simulierten Tumorzellkonzentration wird sich für ein hypsometrisches Farbschema entschieden, auf das im Anhang B.3 näher eingegangen wird.
Bevor erste Ergebnisse präsentiert werden, sollen noch kurz drei Tumorvolumen unterschieden werden. Unterscheidungskriterium ist hierbei die Konzentration maligner Zellen. Zum kompletten Tumorvolumen werden alle Voxel gezählt, die eine

Anzahl an Tumorzellen größer als Null besitzen. Dieses Volumen wird abkürzend mit *CTV* (Complete Tumor Volume) bezeichnet. Das detektierbare Tumorvolumen repräsentiert das in bildgebenden Verfahren sichtbare Tumorgewebe. Ihm gehören somit alle Voxeln an, deren Konzentration oberhalb eines Detektionsschwellwertes $\mathcal{C}_{det}$ liegt. In der Literatur wird eine Schwelle von 8×10^3 Zellen/ mm^3 angegeben [83]. Dem Umstand entsprechend, dass dieses Volumen das sichtbare Tumorgewebe darstellt, wird es abkürzend mit *DTV* (Detectable Tumor Volume) bezeichnet. Das letzte Volumen umfasst alle Voxel, deren Tumorzellkonzentration den maximalen Wert angenommen hat und somit gesättigt sind. In der Literatur wird dieses Volumen häufig als *GTV* (Gross Tumor Volume) bezeichnet.

Formal lassen sich diese Volumen für den Iterationsschritt i folgendermaßen definieren:

- $CTV(i) = \{\boldsymbol{x} | \boldsymbol{x} \in \Omega \wedge c(\boldsymbol{x}, i) > 0\}$
- $DTV(i) = \{\boldsymbol{x} | \boldsymbol{x} \in \Omega \wedge c(\boldsymbol{x}, i) > \mathcal{C}_{det}\}$
- $GTV(i) = \{\boldsymbol{x} | \boldsymbol{x} \in \Omega \wedge c(\boldsymbol{x}, i) > \mathcal{C}_{max}\}$

4.2 Thin-Plate Splines

An dieser Stelle werden die Simulationsergebnisse des auf Thin-Plate Splines basierenden Deformationsmodells präsentiert. Die Bilder ergeben sich unter Nutzung des in Abschnitt 4.1 vorgestellten, isotropen Wachstumsmodells. Für die Parameter des Deformationsmodells ergeben sich folgende Werte: Tumorwinkel $\varphi_t = \frac{2}{16}\pi$ und $\psi_t = \frac{1}{10}\pi$, Schädelwinkel $\varphi_s = \frac{2}{15}\pi$ und $\psi_s = \frac{1}{12}\pi$, Seedpunkt $\boldsymbol{x}_s = (52, 105, 80)$. Die Darstellung erfolgt über eine koronale Ansicht.

Die Abbildung 4.1 (a)-(c) zeigt neben der Deformation die zugrunde liegende Zellkonzentration c zu unterschiedlichen Iterationsschritten n. Entsprechend ist in Abbildung 4.1 (d)-(f) das detektierbare Tumorvolumen abgebildet. Der diffuse Charakter des Tumors sowie die damit verbundene, weitreichende Infiltration des Gewebes (blauer Bereich) ist gut erkennbar. Die Deformation manifestiert sich in den dargestellten Bildern sehr deutlich am linken Ventrikel.

Insgesamt werden die Ergebnisse und Laufzeit der Deformationssimulation von verschiedenen Parametern beeinflusst:

- Anzahl der Tumorlandmarken
- Anzahl der Schädellandmarken
- Parameter des Wachstumsmodells

4.2 Thin-Plate Splines

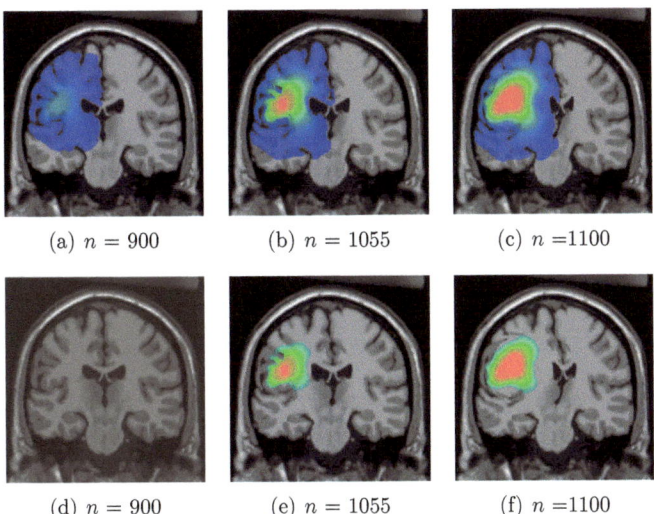

(a) $n = 900$ (b) $n = 1055$ (c) $n = 1100$

(d) $n = 900$ (e) $n = 1055$ (f) $n = 1100$

Abbildung 4.1: Zeitverlauf der Modellierung des Masseeffektes mittels TPS. Darstellung (koronaler Schnitt) der berechneten Deformation unter Einblendung der Konzentrationsverteilung $c \in \Xi$ (a)-(c) und des detektierbaren Tumorvolumens (d)-(f). n markiert den jeweiligen Iterationsschritt.

- Regularisierungsparameter

Diese unterschiedlichen Einflüsse sollen im Folgenden kurz untersucht werden.

Einfluss der Anzahl an Tumorlandmarken $\mathcal{C}_t$: Die Abbildung 4.2 zeigt die Variation bei der Anzahl an Tumorlandmarken $\mathcal{C}_t$. Die Größe von $\mathcal{C}_t$ ist hierbei direkt mit der Wahl von φ_t und ψ_t assoziiert (vgl. (3.18)) und kann über (3.20) berechnet werden.

Es wurden insgesamt 1100 Wachstumsiterationen simuliert. Abbildung 4.2 (a)-(d) zeigt das deformierte MRT-Bild unter Einblendung der simulierten Tumorzellverteilung. Entsprechend sind in den Abbildungen 4.2 (e)-(h) die absoluten Differenzenbilder zu den dazugehörigen Simulationen ausgehend vom Originalbild dargestellt. Deutlich erkennbar sind die unterschiedlichen Deformationen, die sich bei variierenden Winkeln ergeben.

Einfluss der Anzahl an Schädellandmarken $\mathcal{C}_s$: In Abbildung 4.3 ist die Variation der Anzahl an Schädellandmarken $\mathcal{C}_s$ dargestellt. Dabei ist $\mathcal{C}_s$ direkt von der Initialisierung der Winkel φ_s und ψ_s abhängig (vgl. (3.19)). $\mathcal{C}_s$ kann wieder über (3.20) bestimmt werden.

Auch hier wurden insgesamt 1100 Wachstumsiterationen simuliert. Die Variation fand hier nur bei der Verteilung der Schädellandmarken statt. Die zur Erhaltung

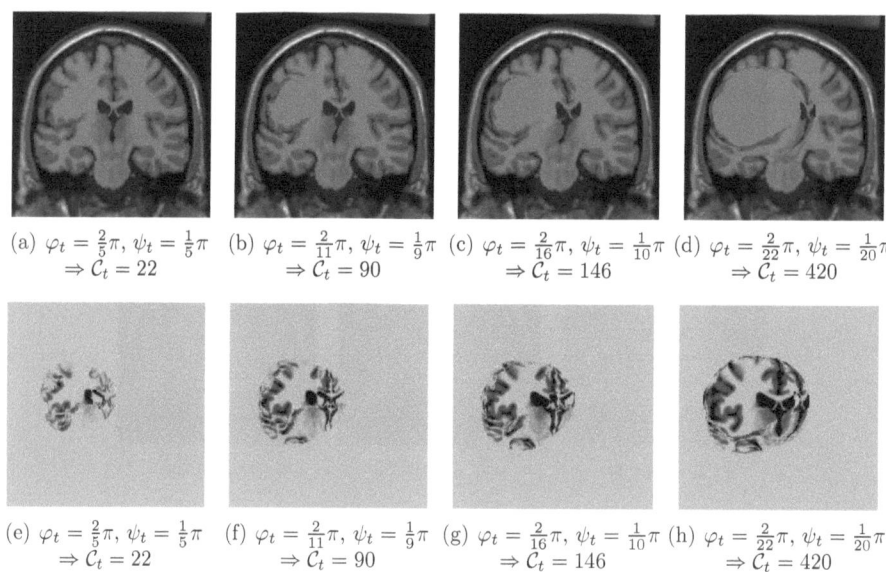

Abbildung 4.2: Variation der Anzahl an Tumorlandmarken $\mathcal{C}_t$. Darstellung der deformierten MRT-Aufnahmen (a)-(d) und der dazugehörigen Differenzenbilder (e)-(h); $n = 1100$.

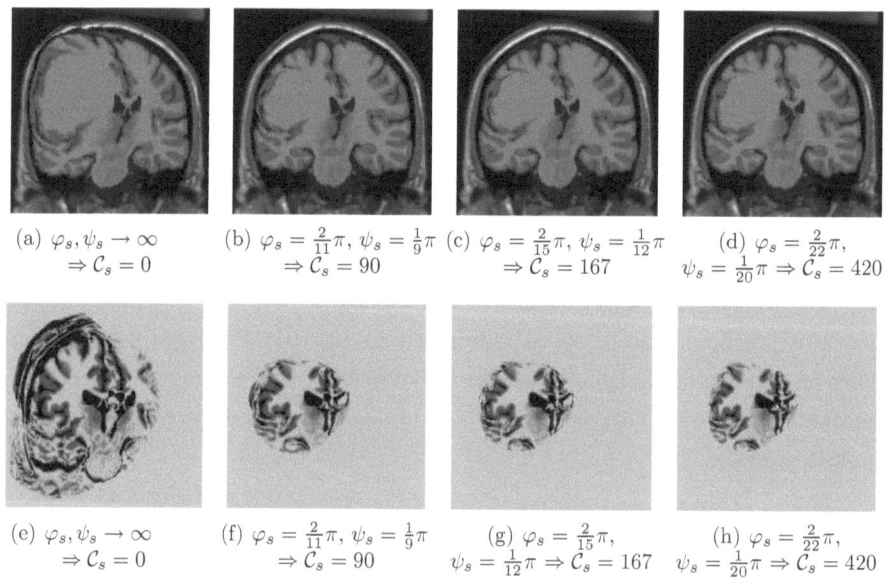

Abbildung 4.3: Variation der Anzahl an Schädellandmarken $\mathcal{C}_s$. Darstellung der deformierten MRT-Aufnahmen (a)-(d) und der dazugehörigen Differenzenbilder (e)-(h); $n = 1100$.

der rechteckigen Form des Bildes eingesetzten festen Landmarken am Rand des Bildes (sh. Abschnitt 3.2.3.3) werden weiterhin platziert. Die Abbildungen 4.3 (a)-(d) zeigen wieder die deformierten MRT-Aufnahmen mit der dazugehörigen Tumorzellverteilung. Die Differenzenbilder der Simulation sind in den Abbildungen 4.3(e)-(h) dargestellt.

Einfluss der Wachstumsparameter: Da der Masseeffekt vom Tumorkernvolumen ausgeht und dessen Ausbreitung von den Parametern des genutzten Wachstumsmodell abhängig ist, soll anhand des Proliferationsterms ρ der Einfluss unterschiedlicher Belegungen dargestellt werden. Durch Variation von ρ mit den unter den Bildern angegebenen Werten ergeben sich die in Abbildung 4.4 dargestellten Simulationsergebnisse. Aufgrund der starken Ausbreitung bei steigendem ρ wurde die Simulation jeweils nach dem 340. Iterationsschritt abgebrochen. Dargestellt sind die zugrunde liegende Tumorzellkonzentration (a)-(c) und die deformierten MRT-Aufnahmen (d)-(f). Die Abbildung 4.4 (g)-(i) zeigt zudem die zugehörigen Differenzenbilder.
Bei der Betrachtung des Einflusses von unterschiedlichen Wachstumsparametern wird sich hier bewusst auf einen einzigen Parameter beschränkt. Für eine detailliertere Betrachtung sei auf [39] verwiesen.

Einfluss des Regularisierungsparameters λ: Wie bereits im Abschnitt 3.2.3.3 vorgestellt, lässt sich über den Parameter λ das approximative Verhalten der Thin-Plate Splines bei Messungenauigkeiten steuern. Obwohl in der vorliegenden Arbeit angenommen wird, dass die Berechnung der neuen Landmarkenpositionen exakt erfolgt, soll der Einfluss auf die berechnete Deformation für unterschiedliche Ausprägungen von λ untersucht werden.
Abbildung 4.5 zeigt entsprechende Resultate für unterschiedliche Werte für λ. Es sind hier die zugrunde liegende Tumorzellverteilung (a)-(c), die deformierten MRT-Aufnahmen (d)-(f) und die dazugehörigen Differenzenbilder (g)-(i) visualisiert. Die Wahl eines zu großen Wertes für λ führt hierbei zu Problemen (sh. Abschnitt 5.1).

4.3 Free-Form Deformation

Aufgrund des globalen Verhaltens der Thin-Plate Splines wurde das Deformationsmodell basierend auf der Free-Form Deformation entwickelt. Im Folgenden sollen die Resultate der Simulation und die unterschiedlichen Einflüsse auf die Simulationsergebnisse präsentiert werden. Die Bilder werden, wenn nicht anders angegeben, unter Verwendung des im Abschnitt 3.2.2 vorgestellten isotropen Wachstumsmodell. Die Wachstumsparameter können dem Abschnitt 4.1 entnommen werden. Die Parameter des Deformationsmodells werden wie folgt gewählt: Lagrange-Operator $\lambda_S = 0.1$,

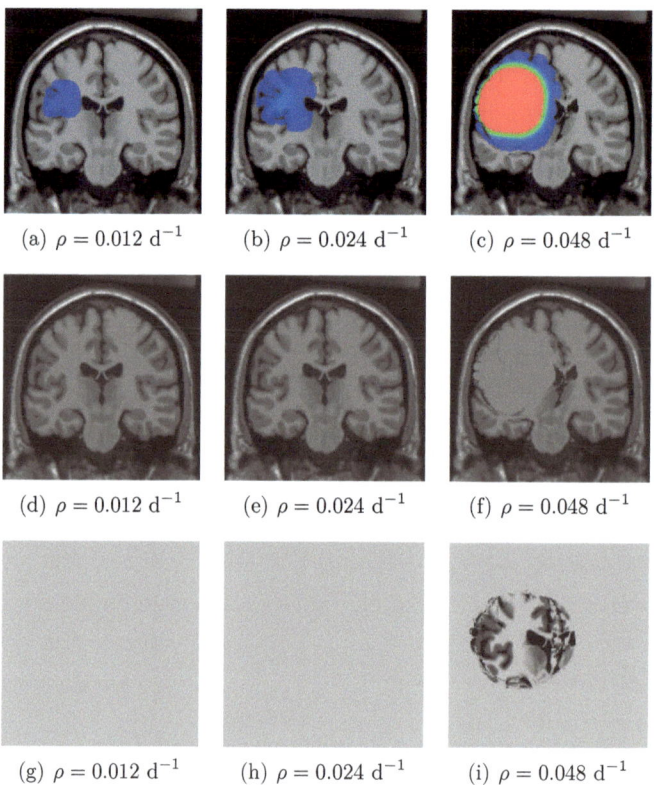

Abbildung 4.4: Variation des Wachstumsparameters ρ. Darstellung der berechneten Deformation mit variierenden Proliferationsterm ρ unter Einblendung der Konzentrationsverteilung $c \in \Xi$ (a)-(c) und des deformierten MRT-Bildes (d)-(f); $n = 1100$.

4.3 Free-Form Deformation

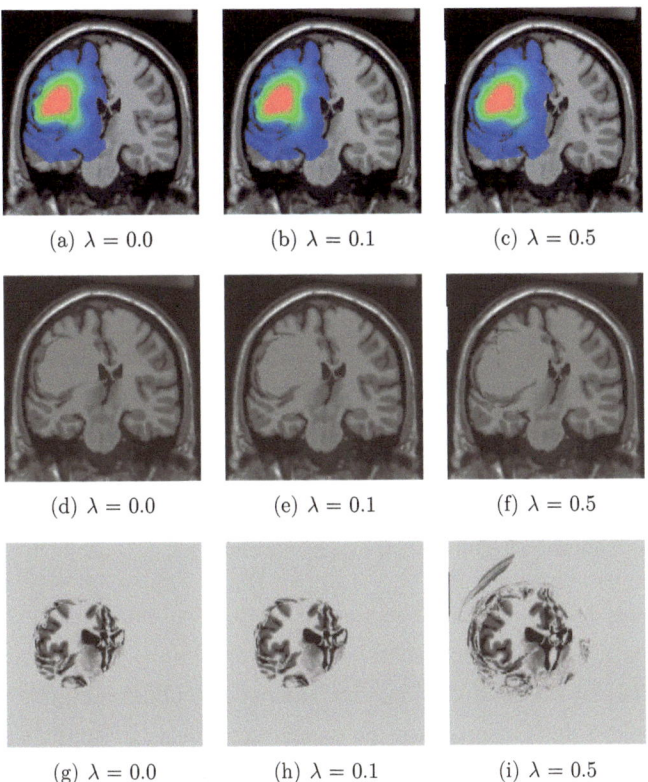

Abbildung 4.5: Variation des Regularisierungsparameters λ. Darstellung der berechneten Deformation mit variierenden Werten für λ unter Einblendung der Konzentrationsverteilung $c \in \Xi$ (a)-(c) und des deformierten MRT-Bildes (d)-(f); $n = 1100$.

uniformer Gitterabstand $\delta^\Psi = 10$ mm, Seedpunkt $\boldsymbol{x}_s = (60, 110, 83)$. Die Visualisierung erfolgt über eine transversale Ansicht.

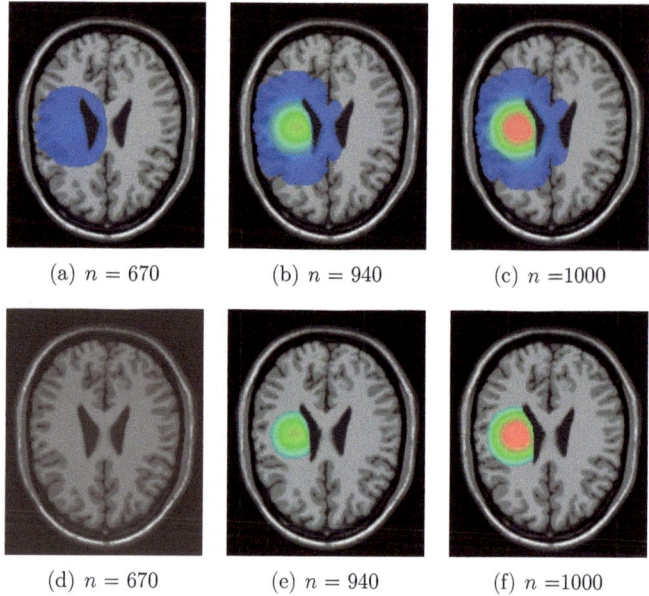

Abbildung 4.6: Zeitverlauf der Modellierung des Masseeffektes mittels FFD. Darstellung (transversaler Schnitt) der berechneten Deformation unter Einblendung der Konzentrationsverteilung c (a)-(c) und des Kernvolumens des Tumors (d)-(f). n markiert den jeweiligen Iterationsschritt.

Die Abbildung 4.6 (a)-(c) zeigt neben der Deformation die zugrunde liegende Zellkonzentration c zu unterschiedlichen Iterationsschritten n. Entsprechend ist in Abbildung 4.6 (d)-(f) das Kernvolumen des Tumors abgebildet. Gut erkennbar ist der diffuse Charakter des Tumors sowie die damit verbundene, weitreichende Infiltration des Gewebes (blauer Bereich). Besonders auffällig manifestiert sich der Masseeffekt am linken Ventrikel sowie im Bereich der Großhirnrinde. Zur besseren Quantifizierung der stattgefundenen Volumenveränderungen wird in Abbildung 4.7 (a)-(c) die Jacobi-Determinante visualisiert (sh. Anhang B.3). Bis zum 670. Iterationsschritt fand dabei keine Deformation statt (sh. Abbildung 4.7 (a)). Aus dem weiteren Wachstum des Tumors resultieren Veränderungen des Hirngewebes, die in den Abbildungen 4.7 (b) und (c) erkennbar werden. Während im Zentrum des Tumors die Expansion des Gewebes (gelb-rot) überwiegt, so findet distal zum Tumorkern eine Stauchung des Gewebes statt (grün-blau). Die tatsächlichen Unterschiede zwischen der Originalaufnahme und den deformierten Bildern zeigen Abbildungen 4.7 (d)-(f), indem die absolute Differenz zwischen beiden Aufnahmen dargestellt wird.

Die vorgestellten Deformationsergebnisse und die resultierende Laufzeit der Simulation wird auch im Falle der Free-Form Deformation von verschiedenen Parametern

4.3 Free-Form Deformation

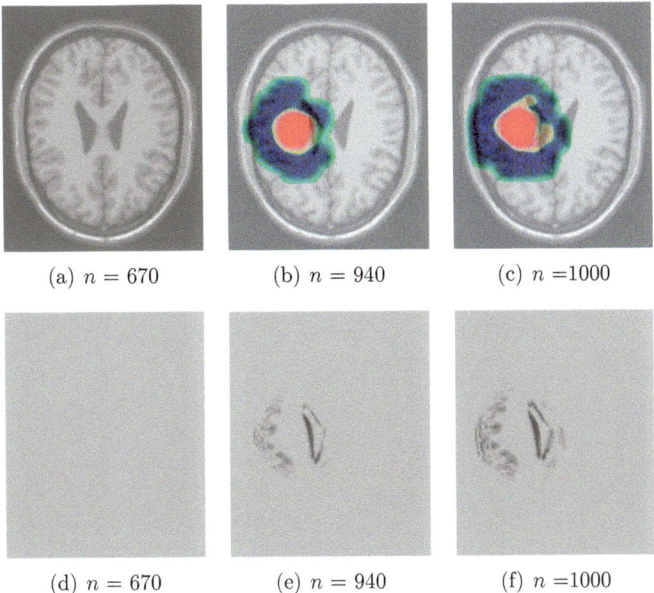

(a) $n = 670$ (b) $n = 940$ (c) $n = 1000$

(d) $n = 670$ (e) $n = 940$ (f) $n = 1000$

Abbildung 4.7: Zeitverlauf der Modellierung des Masseeffektes mittels FFD. Darstellung (transversaler Schnitt) der berechneten Deformation unter Einblendung der Jacobi-Determinanten (a)-(c) und der Differenzenbilder (d)-(f). n markiert den jeweiligen Iterationsschritt.

beeinflusst:

- Abstand der Gitterpunkte
- Belegung des Lagrange-Operators
- Parameter des Wachstumsmodells

Diese unterschiedlichen Einflüsse sollen im Folgenden genauer betrachtet werden.

Einfluss des uniformen Gitterabstands δ^Ψ: Die in Abbildung 4.8 dargestellten Ergebnisse ergeben sich nach 1000 Iterationsschritten bei Variation des uniformen Gitterabstands mit dem unter den Bildern angegebenen Werten für δ^Ψ. Besonders deutlich macht sich die Veränderung der Deformationsergebnisse am linken Ventrikel bemerkbar. Neben der zugrunde liegenden Tumorzellverteilungen (a)-(c) werden zur besseren Ansicht der stattgefundenen Verrückung die deformierten MRT-Aufnahmen (d)-(f) dargestellt.

Zur Quantifizierung der Volumenveränderung zeigt Abbildung 4.9 (a)-(c) die zur Deformation gehörende Jacobi-Determinante. Erkennbar ist das immer globalere Verhalten bei steigenden Gitterabstand (sh. Abschnitt 3.2.3.4). Zusätzlich lässt sich mit größer werdenden Gitterabstand ein stetig wachsender Einfluss auf den Schädel

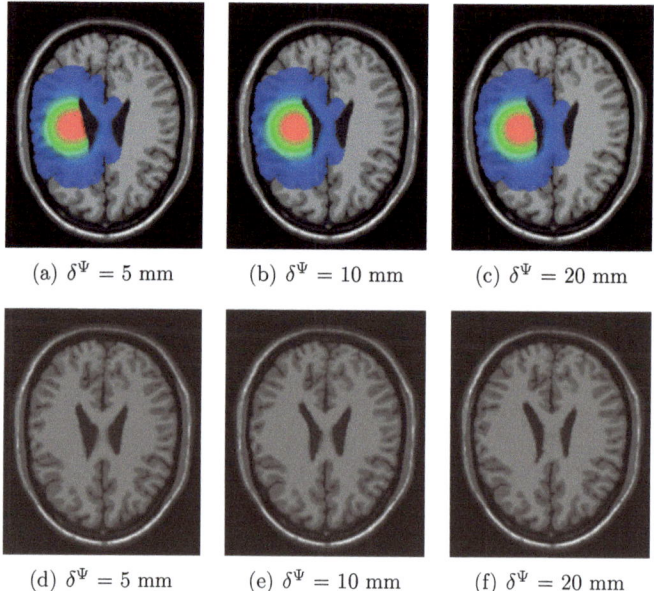

Abbildung 4.8: Variation des uniformen Gitterabstands δ^Ψ. Darstellung der berechneten Deformation unter Einblendung der Konzentrationsverteilung (a)-(c) und des deformierten MRT-Bildes (d)-(f); $n = 1000$.

und den Hintergrund erkennen (sh. Abschnitt 5.1).
Zur genaueren Unterscheidung werden in den Abbildungen 4.9 (d)-(f) die Differenzenbilder dargestellt.

Einfluss des Lagrange-Operators λ_S: Als Parameter, der den Einfluss des Strafterms S und damit die Güte der Optimierung bestimmt, werden in Abbildung 4.10 die Simulationsergebnisse mit unterschiedlichen Werten für den Lagrange-Operator λ_S visualisiert. Es werden wieder die deformierten MRT-Aufnahmen mit (a)-(c) und ohne (d)-(f) Einblenden der simulierten Tumorzellverteilung gezeigt.
Die Abbildungen 4.11 (a)-(c) zeigen die zur Deformation gehörende Jacobi-Determinanten. Bei niedrigen Werten für λ_S ergeben sich Überfaltungen (sh. Abschnitt 5.1), die zur Verdeutlichung in den Abbildungen 4.11 (d)-(f) visualisiert wurden. Eine weitere Ansicht der stattgefundenen Veränderungen bieten die in den Abbildungen 4.11 (g)-(i) dargestellten Differenzbilder.

Einfluss der Wachstumsparameter: Auch hier soll wieder der Einfluss der Wachstumsparameter anhand des Proliferationsterms ρ gezeigt werden. Durch Variation von ρ mit den unter den Bildern angegebenen Werten ergeben sich die in Abbildung 4.12 dargestellten Ergebnisse.
Durch die starke Ausbreitung des Tumors bei wachsendem ρ wurde die Simulation

4.3 Free-Form Deformation

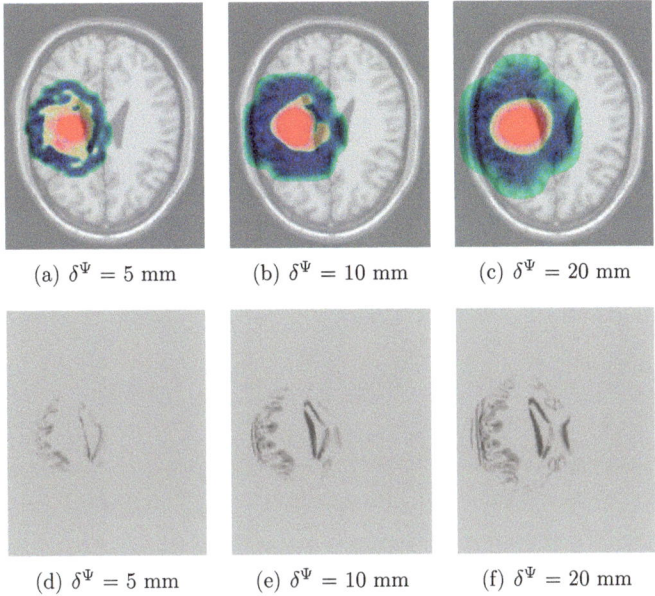

Abbildung 4.9: Variation des uniformen Gitterabstands δ^Ψ. Darstellung der berechneten Deformation unter Einblendung der Jacobi-Determinanten (a)-(c) und der Differenzenbilder (d)-(f); $n = 1000$.

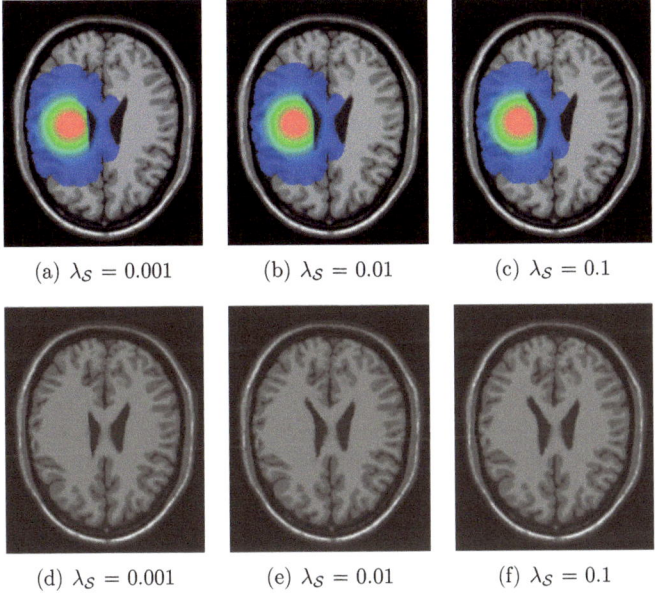

Abbildung 4.10: Variation des Lagrange-Operators λ_S. Darstellung der berechneten Deformation unter Einblendung der Konzentrationsverteilung (a)-(c) und des deformierten MRT-Bildes (d)-(f); $n = 1000$.

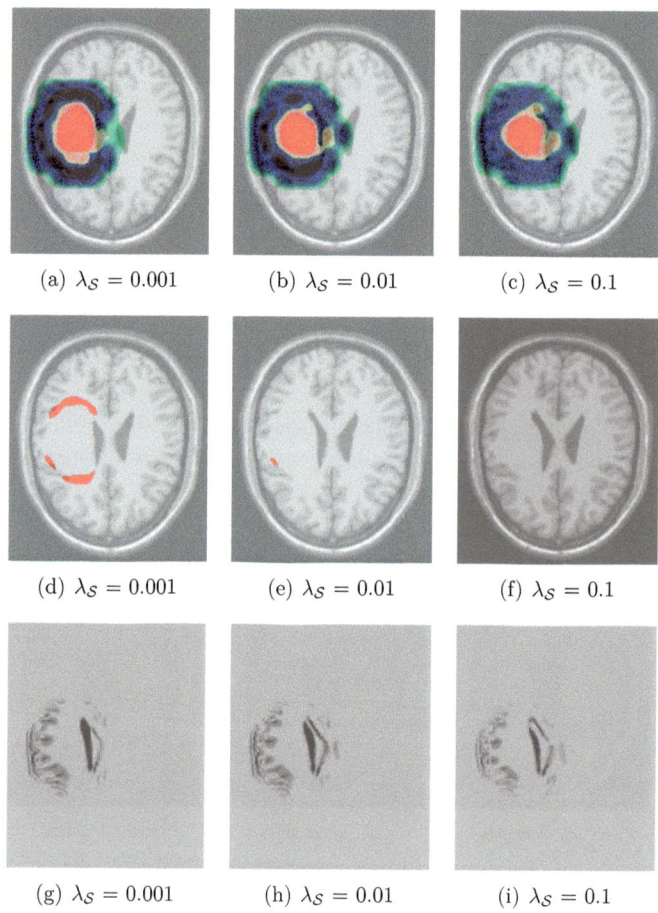

Abbildung 4.11: Variation des Lagrange-Operators λ_S. Darstellung der berechneten Deformation unter Einblendung der Jacobi-Determinanten (a)-(c), der negativen Einträge der Jacobi-Determinante (d)-(f) und der Differenzenbilder (g)-(i); $n = 1000$.

4.3 Free-Form Deformation

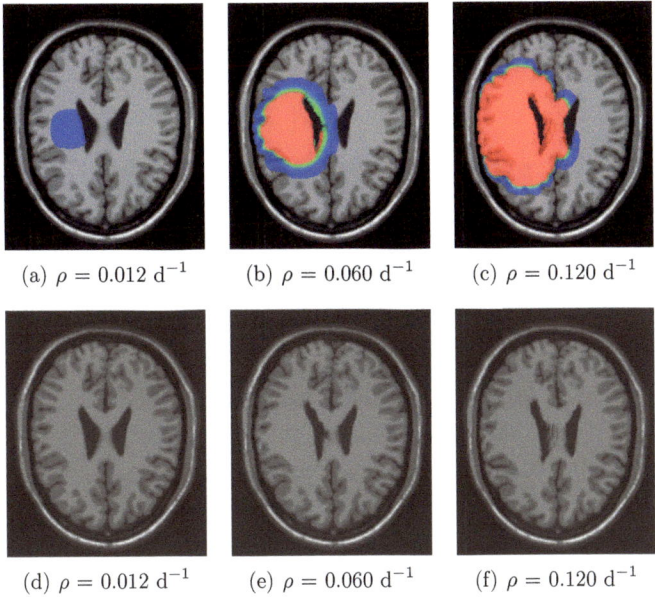

Abbildung 4.12: Variation des Wachstumsparameters ρ. Darstellung der berechneten Deformation unter Einblendung der Konzentrationsverteilung nach jeweils 300 Iterationen.

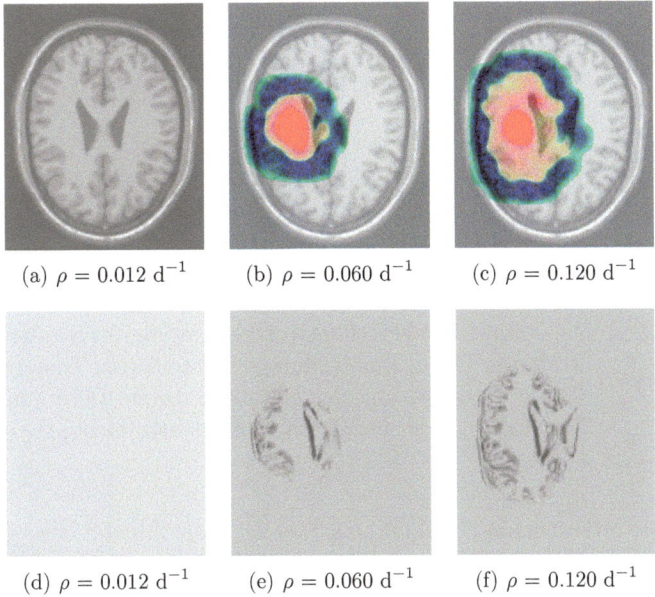

Abbildung 4.13: Variation des Wachstumsparameters ρ. Darstellung der berechneten Deformation unter Einblendung der Jacobi-Determinanten (a)-(c) und der Differenzenbilder (d)-(f) jeweils nach 300 Iterationen.

nach jeweils 300 Iterationsschritten abgebrochen. Wieder stellt die Abbildung 4.12 die zugrunde liegende Tumorzellkonzentration (a)-(c) zusammen mit der deformierten MRT-Aufnahme (d)-(f) dar. Abbildung 4.13 zeigt die dazugehörigen Jacobi-Determinanten (a)-(c) und Differenzenbilder (d)-(f).

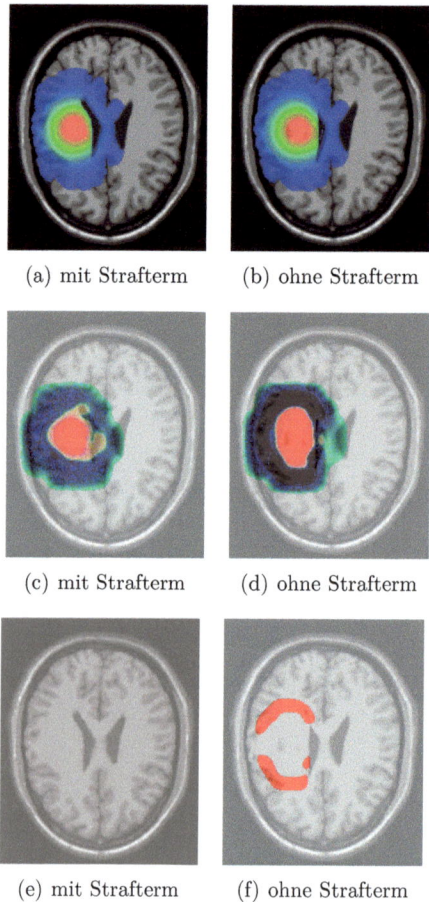

(a) mit Strafterm (b) ohne Strafterm

(c) mit Strafterm (d) ohne Strafterm

(e) mit Strafterm (f) ohne Strafterm

Abbildung 4.14: Darstellung der berechneten Deformation mit Strafterm und ohne Strafterm. Oben: Einblendung der simulierten Tumorzellverteilung. Mitte: Visualisierung der gesamten Jacobi-Determinante. Unten: Visualisierung der negativen Einträge der Jacobi-Determinante.

Einfluss des Strafterms $\mathcal{S}$: Abbildung 4.14 zeigt die Simulationsergebnisse ohne Verwendung des Strafterms. Die Optimierung orientiert sich nur am absteigenden Gradienten der Tumorzellkonzentration. Die oberen Abbildungen (a) und (b) zeigen die simulierte Tumorzellverteilung. Die mittleren Abbildungen (c) und (d) stellen die Jacobi-Determinante dar und geben somit Auskunft über Volumenveränderungen. Zur besseren Verdeutlichung der stattgefundenen Überfaltungen werden in den Abbildungen (e) und (f) nur die negativen Einträge der Jacobi-Determinante visualisiert.

Deformation mit anisotroper Diffusion: Die bisherigen Ergebnisse wurden mit einem Wachstumsmodell durchgeführt, das isotrope Diffusionsparameter verwendet. Wie im Abschnitt 4.1 vorgestellt, werden lediglich unterschiedliche Diffusionsverhalten zwischen den Gewebsarten angenommen. Eine Modellierung des Masseeffektes mit einem anisotropen Wachstumsmodell unter Nutzung von DTI-Daten ist in Abbildung 4.15 dargestellt. Die Parameter des anisotropen Wachstumsmodells ergeben sich entsprechend den Ausführungen in Abschnitt 4.1. Für die Parameter des Deformationsmodells werden folgende Werte gewählt: Lagrange-Operator $\lambda_S = 0.1$, uniformer Gitterabstand $\delta^\Psi = 10$ mm, Seedpunkt $\boldsymbol{x}_s = (54, 112, 83)$. Zur Visualisierung wird eine transversale Ansicht gewählt.

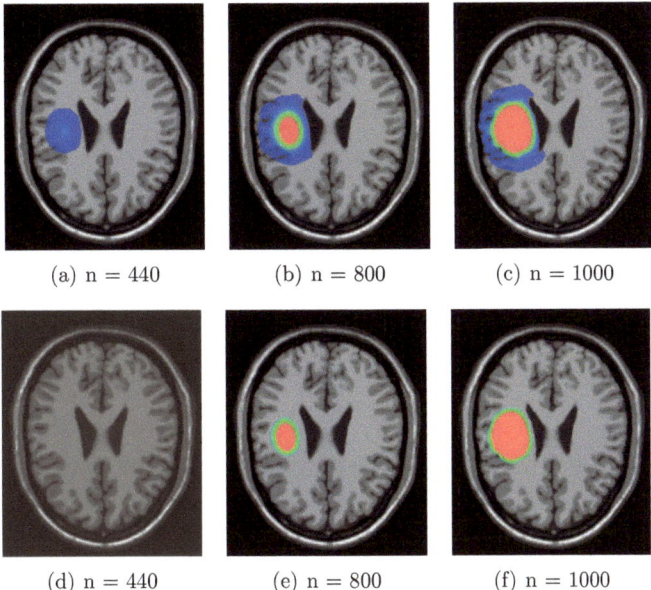

Abbildung 4.15: Ergebnisse unter Nutzung anisotroper Diffusionsparameter. Darstellung (transversaler Schnitt) der berechneten Deformation unter Einblendung der Konzentrationsverteilung c (a)-(c) und des sichtbaren Tumors (d)-(f). n markiert den jeweiligen Iterationsschritt.

Die Abbildung 4.15 (a)-(c) zeigt neben den auftretenden Deformationen die zu unterschiedlichen Iterationsschritten n zugrunde liegende Tumorzellverteilung. Daneben wird in Abbildung 4.15 (d)-(f) der sichtbare Tumor visualisiert.

Zur Verdeutlichung der stattfindenden Deformationen werden in Abbildung 4.16 neben der Jacobi-Determinanten (a)-(c) auch die Unterschiede zur Originalaufnahme anhand des Differenzenbildes (d)-(f) gezeigt.

Für die Deformationssimulation mit anisotropen Diffusionsparametern ergeben sich im Wesentlichen die gleichen Einflüsse wie bei der isotropen Simulation. Daher werden diese hier nicht gesondert aufgeführt.

Ein relevanter Unterschied ergibt sich aber durch Variation der beiden Diffusionsparameter α und β, da es durch die richtungsabhängige Diffusion zur Ausbildung von multifokalen Tumoren kommen kann und sich somit direkt auf die simulierte Deformation auswirkt. Daher soll dieser Einfluss kurz dargestellt werden, wobei in [39] gezeigt wurde, dass beide Parameter behutsam gewählt werden müssen. Bei ungünstiger Wahl kann es anderenfalls zu unerwünschten Artefakten in Gebieten mit hoher Diffusivität kommen.

In Abbildung 4.17 ist jeweils die Deformation mit (a)-(c) und ohne (d)-(f) Einblenden der Tumorzellkonzentration bei variierenden Werten für die Diffusionsparameter dargestellt. Bei der Simulation wurden diese wie folgt gewählt: $\alpha_0 = 0.0065 \text{ cm}^2 \cdot \text{d}^{-1}$ und $\beta_0 = 0.0013 \text{ cm}^2 \cdot \text{d}^{-1}$. Zur Verdeutlichung des Einflusses werden beide mit dem unter den Bildern angegebenen Werten für θ skaliert. Es gilt also:

$$\alpha = \theta \cdot \alpha_0$$
$$\beta = \theta \cdot \beta_0$$

Zur Quantifizierung der sich ergebenden Deformationen wird in Abbildung 4.18 (a)-(c) die Jacobi-Determinante dargestellt. Abbildung 4.18 (d)-(f) zeigt die Differenzenbilder.

4.4 Vergleich der Deformationsmodelle

In Tabelle 4.1 werden einige ausgewählte Modelle der TPS und FFD unter verschiedenen Gesichtspunkten miteinander verglichen. Die Simulation wurde dabei für die FFD sowohl mittels isotroper und anisotroper Diffusionskoeffizienten durchgeführt. Bei der TPS wurde sich auf die Simulation mittels isotroper Diffusionskoeffizienten beschränkt, da das eingeschränkte Potential der Thin-Plate Splines und des entwickelten Kopplungsmodells frühzeitig erkannt wurde (sh. Abschnitt 5.1).

Die Benennung der Modelle bei der FFD ergibt sich nach folgendem Schema:

$$\underbrace{\{\text{iso,aniso}\}}_{isotrop./anisotrop. Modell} + \underbrace{\{TPS, FFD\}}_{Deformationsmodell} + \text{Zahl}. \tag{4.1}$$

Die hintere Zahl deutet dabei beim FFD-Modell auf den gewählten Gitterabstand δ^Ψ hin. Bei den TPS-Modellen gibt die Zahl die Anzahl an genutzten Landmarken

4.4 Vergleich der Deformationsmodelle

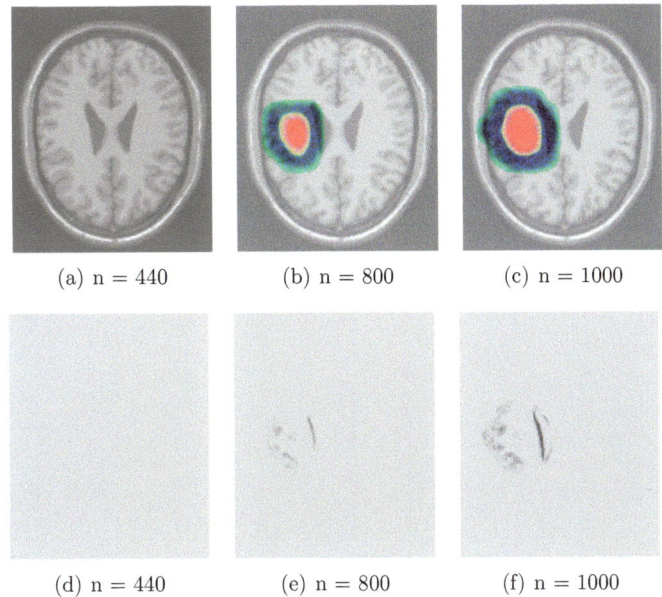

(a) n = 440 (b) n = 800 (c) n = 1000

(d) n = 440 (e) n = 800 (f) n = 1000

Abbildung 4.16: Ergebnisse unter Nutzung anisotroper Diffusionsparameter. Darstellung (transversaler Schnitt) der berechneten Deformation unter Einblendung der Jacobi-Determinanten (a)-(c) und der Differenzenbilder (d)-(f). n markiert den jeweiligen Iterationsschritt.

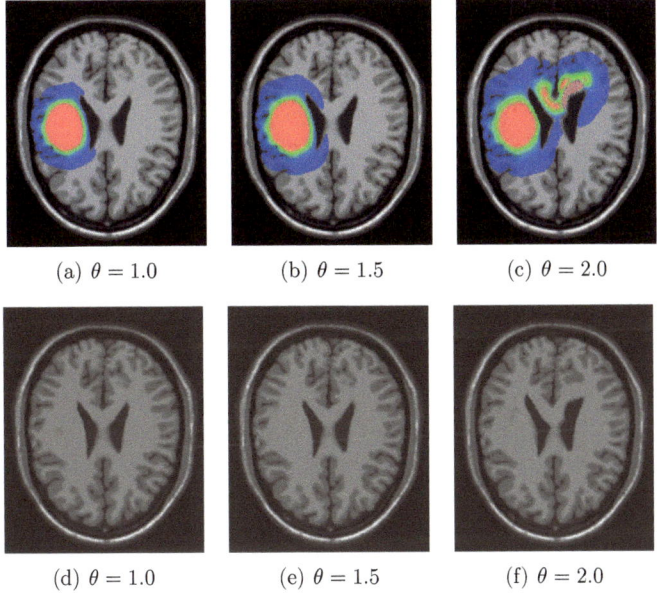

(a) $\theta = 1.0$ (b) $\theta = 1.5$ (c) $\theta = 2.0$

(d) $\theta = 1.0$ (e) $\theta = 1.5$ (f) $\theta = 2.0$

Abbildung 4.17: Variation der Diffusionsparameter α und β. Darstellung der berechneten Deformation unter Einblendung der Konzentrationsverteilung (a)-(c) und des deformierten MRT-Bildes (d)-(f); $n = 1000$.

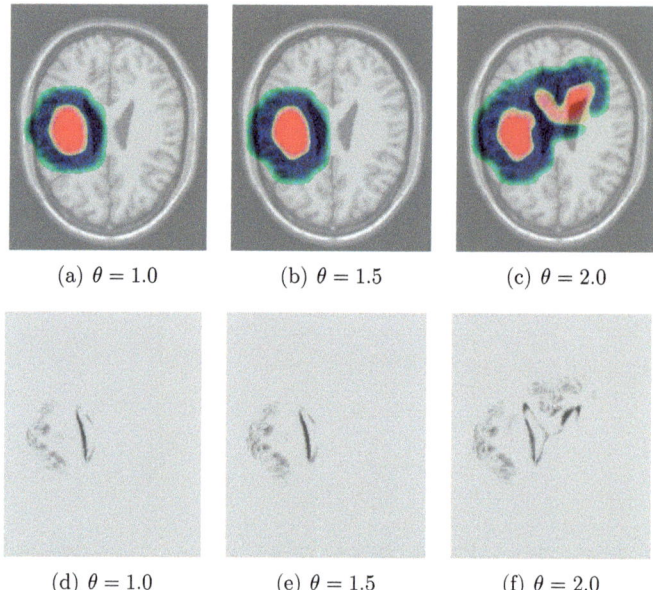

Abbildung 4.18: Variation der Diffusionsparameter α und β. Darstellung der berechneten Deformation unter Einblendung der Jacobi-Determinanten (a)-(c) und der Differenzenbilder (d)-(f); $n = 1000$.

wieder, wobei die Anzahl an Schädellandmarken variiert wird.
Somit ergibt sich beispielsweise:

isoFFD5   Simulation mittels FFD und eines isotropen Wachstumsmodells bei einem Gitterabstand von 5 mm

isoTPS72   Simulation mittels TPS und eines isotropen Wachstumsmodells mit 72 Landmarken.

Für die Parameter der Deformationsmodelle wurden die Werte aus den Abschnitten 4.2 und 4.3 gewählt. Entsprechend können die Parameter der Wachstumsmodelle dem Abschnitt 4.1 entnommen werden.
Die Simulation fand auf einem Intel (R) Core(TM)2 DUO 2.1GHz PC mit 2 GB Arbeitsspeicher statt. Die vorgestellten Algorithmen wurden in Java[1] implementiert. Weitere Optimierungen (z.B. Parallelisierung), außer die im Abschnitt 3.2.3 vorgestellten, fanden nicht statt.
Der durchschnittlicher Zeitverbrauch zur Berechnung eines Deformationsschrittes ($\bar{t}_{def}$) variiert bei den TPS-Modellen von *82* s (isoTPS72) bis *408* s (isoTPS448). Sowohl bei den isotropen als auch bei den anisotropen FFD-Modellen gilt: $\bar{t}_{def} = 28$ s. Eine genaue Übersicht ist Tabelle 4.1 zu entnehmen.

---

[1] Version: Java 1.6.0.06

4.4 Vergleich der Deformationsmodelle

Die Gesamtzeit t zur Berechnung von 1000 Simulationsschritten variiert stark in Abhängigkeit von der Anzahl an Landmarken bzw. Knotenpunkten. Hier ergeben sich für die isotropen Modelle: TPS: *132 – 570* min, FFD: *60 – 435* min. Die Zeiten der anisotropen Modellierung unterscheiden sich davon nur unwesentlich. Genaue Zeiten sind auch hier Tabelle 4.1 entnehmbar.

Ein wesentlicher Einfluss auf die Gesamtzeit der Berechnung ergibt sich aus der Anzahl stattgefundener Deformationsschritte ($\mathcal{C}_{def}$) und der zur Berechnung eines Deformationsschrittes notwendigen Zeit $\bar{t}_{def}$. Im Falle der FFD-Modelle kommt die Zeit zur Optimierung der Gitterknoten noch hinzu. Dabei gilt

$$t \propto |\phi_{opt}|$$
$$t \propto n_{opt}$$

Mit n_{opt} wird hier die benötigte Anzahl an Schritten zur optimalen Bestimmung der Verrückung eines Knotens $\phi_{i,j,k}$ bezeichnet. Bei der iterativen Optimierung von $\mathcal{J}$ (sh. Abschnitt 3.2.3.4) wird n_{opt} neben der zugrunde liegenden Tumorzellkonzentration auch durch die Wahl von λ_S bestimmt. Dabei werden mit größeren Werten für λ_S stattfindende Verrückungen stärker bestraft und somit die maximale Schrittweite begrenzt.

Durch die weitere Beschränkung bei der Optimierung im Falle der FFD (sh. Abschnitt 3.2.3.4) ergibt sich insgesamt ein Zusammenhang zwischen Ω_T und der Zeit zur Optimierung. Dieser Einfluss wird ebenfalls in Tabelle 4.1 mit dem Wert $\bar{t}_{opt}$ dargestellt. Dieser gibt Auskunft über die durchschnittliche Dauer der Optimierung. Die dazu notwendigen Zeiten für die Optimierung wurden für jeden Iterationsschritt gespeichert. Für $\bar{t}_{opt}$ findet zusätzliche eine Unterteilung nach den eingeflossenen Zeiten für $n = 1000$ Wachstumsschritte statt:

$\bar{t}_{opt}{}_0^n$ Alle Zeiten der Optimierung werden zur Berechnung des Durchschnitts verwendet.

$\bar{t}_{opt}{}_0^{\frac{n}{2}}$ Nur die erste Hälfte der gemessenen Zeiten wird genutzt.

$\bar{t}_{opt}{}_{\frac{n}{2}+1}^n$ Die obere Hälfte der gemessenen Zeiten wird verwendet.

Anhand dieser drei Unterteilungen lässt sich der Einfluss von Ω_T erkennen. Mit zunehmender Größe von Ω_T gilt es immer mehr Knotenpunkte zu optimieren, wodurch die benötigte Optimierungszeit zunimmt. Zur Verdeutlichung werden in Abbildung 4.19 am Beispiel des Modells anisoFFD5 die zu unterschiedlichen Iterationsschritten benötigten Zeiten zur Gitterknotenoptimierung dargestellt.

Tabelle 4.1: Gegenüberstellung der Thin-Plate Splines und Free-Form Deformation.

Modell	$\bar{t}_{def}$	Gesamtzeit t	$\mathcal{C}_{def}$	$\bar{t}_{opt\,0}^{\,n}/\bar{t}_{opt\,0}^{\,\frac{n}{2}}/\bar{t}_{opt\,\frac{n}{2}+1}^{\,n}$
isoTPS72	82 s	132 min	80	–
isoTPS160	136 s	204 min	80	–
isoTPS448	408 s	570 min	80	–
isoFFD5	28 s	435 min	260	16 s/1 s/32 s
isoFFD10	28 s	135 min	178	2 s/1 s/2 s
isoFFD20	28 s	60 min	32	0.8 s/1 s/1 s
anisoFFD5	28 s	410 min	411	10 s/1.4 s/19 s
anisoFFD10	28 s	120 min	103	1.4 s/1.3 s/1.5 s
anisoFFD20	28 s	90 min	46	1.1 s/1 s/1.1 s

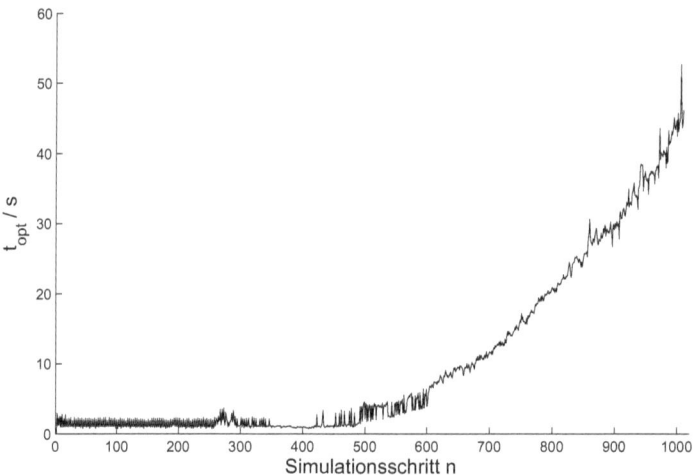

Abbildung 4.19: Verlauf von t_{opt} für anisoFFD5.

4.5 Zusammenfassung

In Rahmen dieser Masterarbeit wurden zahlreiche Simulationen durchgeführt und in diesem Kapitel präsentiert. Dabei ergaben sich für beide Deformationsmodelle diverse Einflüsse, die eine Auswirkung auf die Ergebnisse haben und somit zu unterschiedlichen Deformationen führen.

Dabei bestimmen nicht nur die Parameter der Deformationsmodelle die Ergebnisse, sondern durch die Kopplung der Deformation an das Tumorwachstum findet eine Beeinflussung auch durch die Parameter der Wachstumsmodelle statt.

Wie in der Tabelle 4.1 erkennbar ist, ist beim direkten Vergleich der Deformationsmodelle bezüglich verschiedener Zeitkriterien die Free-Form Deformation den Thin-Plate Splines in vielen Fällen überlegen. Nur durch die Verwendung von weniger Landmarken bei den Thin-Plate Splines kann die Gesamtzeit des Standardmodells bei der Free-Form Deformation ($\delta^\Psi = 10$ mm) erreicht werden.

Kapitel 5

Diskussion und Ausblick

In dieser Arbeit wurde eine Simulationsumgebung geschaffen, die die Modellierung von Tumorwachstumsprozessen erlaubt. Das Programm ist dabei plattformunabhängig und für den Benutzer einfach zu bedienen. Über eine einfache Schnittstelle können eigene Modelle entwickelt und zur Laufzeit in das Programm integriert werden (sh. Anhang B.2). Die für das Modell notwendigen Parameter werden über diese Schnittstelle kommuniziert und können somit – ohne größeren Aufwand – angepasst werden. Die Visualisierung erfolgt sowohl über eine 2D-Ansicht, in der die Simulationsdaten schichtweise dargestellt werden, als auch in einer 3D-Ansicht, wobei diese zum jetzigen Zeitpunkt rudimentär gehalten wurde und einer weiteren Bearbeitung bedarf.

Neben der Simulationsumgebung wurden in einer weiteren Arbeit [39] Wachstumsmodelle entwickelt, die in das Programm integriert wurden und zur Simulation des Tumorwachstums genutzt werden können. Des Weiteren wurden mit dieser Arbeit zwei einfache Deformationsmodelle entwickelt und in der Simulationsumgebung verwendet. Somit wird zusammen mit den Tumorwachstumsmodellen die Modellierung des Masseeffektes ermöglicht.

Im Folgenden sollen die Ergebnisse der Arbeit kritisch diskutiert (Abschnitt 5.1) und auf weitere, zukünftige Arbeiten verwiesen werden (Abschnitt 5.2).

5.1 Diskussion

Wie bereits erwähnt, wurden zur Simulation des Masseeffektes zwei einfache Deformationsmodelle genutzt und gegenübergestellt. Es wurde sich bewusst gegen eine genaue Simulation mittels physikalischer Modelle entschieden, da der Augenmerk auf einer möglichst schnellen Approximation einer guten Beschreibung des Masseeffektes lag. Sowohl die Thin-Plate Splines als auch die Free-Form Deformation eignen sich dazu durch ihre einfache Berechenbarkeit, den Masseeffekt in einer erster Näherung zu beschreiben. Somit konnte der Rechenaufwand und die Komplexität des Systems niedrig gehalten werden.

5.1.1 Thin-Plate Splines

Die Thin-Plate Splines sind durch die Elastizität einer dünnen Metallplatte pseudophysikalisch motiviert. Dadurch sind die Ergebnisse in gewisser Hinsicht physikalisch plausibel. Abseits der interpolierten Punkte gerät die Deformation aber außer Kontrolle. Das entwickelte Kopplungsmodell der TPS stellt insgesamt ein gutes Mittel dar, um die entwickelten Wachstumsmodelle [39] in erster Näherung mit den Deformationsmodellen zu verbinden.

Zur Fixierung nicht elastischer Strukturen (z.B. Schädel) werden spezielle Landmarken verwendet, deren Position konstant über die Zeit bleibt. Da der Einfluss dieser Landmarken mit zunehmender Entfernung abnimmt – aber nicht verschwindet – kann es zu physikalisch nicht plausiblen Deformationen kommen, wenn der Abstand zwischen den Landmarken zu groß gewählt wird. In Abbildung 3.5 (b) ist dieses Verhalten am linken Rand des Bildes erkennbar, wobei es zur Deformation des Schädels kommt. Durch eine höhere Anzahl an Schädellandmarken kann diese fehlerhafte Deformation minimiert werden. Dabei gilt es jedoch, einen guten Kompromiss zwischen der Genauigkeit – bestimmt über die Anzahl der Landmarken – und der Laufzeit für die Berechnung zu finden (vgl. Tabelle 4.1), da alle Landmarken einen Einfluss auf die Deformation eines Punktes besitzen (vgl. (3.9)).

Die vom Tumor ausgeübte Kraft wird nur durch die Verrückung der Landmarken auf der Oberfläche des Tumorkernvolumens bestimmt. Für das umliegende Gewebe werden die Kräfte lediglich approximiert, wobei dieser Effekt mit fortschreitendem Wachstum der Tumorfront immer stärker zunimmt. Durch das Auseinanderdriften der Landmarken müssen hierbei einzelne Landmarken immer größere Bereiche abdecken. In den Abbildungen 4.2(a)-(d) ist dieser Effekt deutlich erkennbar. Bei sehr wenigen Tumorlandmarken müssen große Gebiete approximiert werden, wodurch sich insgesamt eine geringere Deformation ergibt. Mit wachsender Anzahl an Landmarken können die wirkenden Kräfte besser bestimmt werden. Dabei gilt es auch hier analog zu den Schädellandmarken einen Kompromiss zwischen Genauigkeit und Laufzeit zu finden.

Derzeit wird die Anzahl an Tumorlandmarken mit einem festen Wert initialisiert. Die Auswahl von sehr vielen Landmarken zu Beginn der Deformationsberechnung ist durch das sehr kleine Tumorkernvolumen eigentlich nicht notwendig. Die Simulation mit sehr wenigen Landmarken auf der Tumoroberfläche und der nachträglichen

Verfeinerung der Verteilung bei fortschreitendem Wachstum wäre hier eine sinnvolle Erweiterung, deren Implementierung jedoch noch aussteht.

Alleine durch die Verwendung fester Landmarken lässt sich eine Deformation des Schädels nicht verhindern. Abbildung 4.4 (c) zeigt dieses Verhalten sehr deutlich. Hier kam es durch das Wachstum des Tumors zur Deformation des linken Schädels. Durch Verwendung einer Regularisierung kann dieser Effekt zwar minimiert werden, die richtige Wahl des Regularisierungsparameters λ gestaltet sich aber schwierig (vgl. Abschnitt 4.2).

Die Wahl eines zu hohen Wertes für λ führt sogar zu Fehlern (sh. Abb. 4.5), da insbesondere die festen Landmarken nicht mehr der Interpolationsbedingung genügen müssen (vgl. Abschnitt 3.2.3.3). Es bleibt daher zu untersuchen, ob die lokale Variation von λ oder die Verwendung der inversen Varianz $\frac{1}{\sigma_i^2}$ des gemessenen Punktes q_i bei der Approximation [67] eine Verbesserung der Deformationsergebnisse erlaubt.

Die Grundannahme des entwickelten Kopplungsmodells geht von einem konvexen, unifokalen Tumor aus. Untersuchungen mit anisotropen Diffusionsparametern zeigten häufig die Entwicklung multifokaler, nicht-konvexer Tumoren. In solchen Fällen lässt sich der Masseeffekt mit diesem Verfahren nur noch schlecht approximieren. Durch die Generierung mehrerer Ursprungspunkte zur Verteilung der Landmarken könnten auch multifokale Tumoren simuliert werden. Hierzu wären Prädiktionsverfahren notwendig, die beim Auftauchen eines neuen Tumorherdes einen weiteren Ursprungsort von Landmarken setzen.

5.1.2 Free-Form Deformation

Durch eine gleichmäßige Verteilung der Landmarken entfällt die Korrespondenzsuche bei der FFD-Methode. Daneben besitzt diese Methodik gegenüber der TPS einige Vorteile, durch die sich qualitativ bessere Deformationen generieren lassen (sh. Abschnitt 4.4). Als entscheidender Nachteil der TPS-Methode ist hier die global definierte Transformation zu erwähnen. Dadurch beeinflussen bereits kleinste Verschiebungen einer Landmarken das gesamte Deformationsergebnis. In Abbildung 3.5 (b) lässt sich dieser Effekt am oberen Rand des Bildes nachweisen. Die verwendete FFD-Methode ist gegen Veränderungen von Landmarkenpositionen deutlich robuster. Durch den lokalen Träger der verwendeten Basisfunktionen von kubischen B-Splines werden durch Verschiebungen eines Kontrollpunktes $\phi_{i,j,k}$ nur Punkte in unmittelbarer Nachbarschaft beeinflusst. Die Verschiebung eines Gitterknoten wirkt sich insgesamt auf das umgebene Volumen mit einer Größe von $4\delta_x^\Psi \times 4\delta_y^\Psi \times 4\delta_z^\Psi$ aus. Dieser lokale Einfluss der Gitterpunktverschiebung stellt einen entscheidenden Vorteil gegenüber der TPS dar, da hierdurch die Berechnung der Verrückung schneller erfolgen kann (sh.

Abschnitt 4.4). Bestimmendes Maß für die Lokalität der Deformation ist somit die gewählte Gitterauflösung $\delta_i^\Psi, i = x, y, z$, wobei gilt

$$\text{Lokalität} \propto \frac{1}{\delta_i^\Psi, i = x, y, z}. \tag{5.1}$$

Dabei gilt es auch bei diesem Modell wieder ein Kompromiss zwischen der Deformationsgüte und der Komplexität der Berechnung zu finden, da durch eine hohe Gitterauflösung die Anzahl an Knotenpunkten zur Optimierung ansteigt und somit auch die Gesamtberechnungsdauer (vgl. Tabelle 4.1). Da die Deformation nur für die Knotenpunkte über den Kopplungsterm bestimmt wird und sich damit die Gesamtdeformation des beeinflussten Bildbereichs ergibt, kann eine zu niedrige Auflösung und ein damit einhergehender großer Gitterabstand zu Problemen am Schädel führen. Wie in Abbildung 4.9 (c) erkennbar wird, werden bei größeren Gitterabständen durch die stattgefundenen Deformationen auch Bereiche auf bzw. außerhalb des Schädels beeinflusst. Auch wenn dieser Einfluss in diesem Stadium der Simulation noch sehr gering ausfällt (sh. Abb. 4.9 (f)), so wird dieser Einfluss im weiteren Verlauf der Simulation immer stärker zunehmen und zu physikalisch nicht plausiblen Deformationen führen. Ein Lösung dieses Problems könnte durch eine lokale Variation der Gitterabstände ermöglicht werden. Somit könnten in der Nähe von inkompressiblen Geweben höhere Auflösungen genutzt werden. In Bereichen mit ähnlichen Deformationsverhalten würden auch gröbere Auflösungen reichen.

Das entwickelte Kopplungsmodell der FFD ist wesentlich robuster als das der TPS. Die Simulation mit multifokalen, nicht-konvexen Tumoren stellt kein Problem für das Kopplungsmodell dar und erlaubt dabei eine wesentlich elegantere Approximation der Deformation. Obwohl das Modell unabhängig ist von der Anzahl und Konvexität der Tumorherde, sind die Deformationsergebnisse derzeit stark abhängig von der Positionierung der Gitterknoten. Fehler treten vor allem auf, wenn das Tumorwachstum am Übergang zwischen Hirngewebe und Ventrikel stattfindet. Dort kommt es zu Verrückungen, die nicht physikalisch plausibel sind. Dies lässt sich besonders in Abbildung 4.17 (c) bei der Simulation mit einem anisotropen Wachstumsmodell erkennen. Durch die Tumorprogression und Lage der Knotenpunkte kam es zu einer „falschen" Optimierung im Bereich des rechten Ventrikels. Da Informationen zu den verschiedenen Elastizitätseigenschaften der Hirngewebe fehlen, findet die Deformation in Richtung des absteigenden Gradienten statt und wird nur durch den Strafterm $\mathcal{S}$ begrenzt. Dadurch expandiert der Ventrikel, anstatt gestaucht zu werden. Durch die hohe Diffusivität kommt es oberhalb des rechten Ventrikels zusätzlich zu den in [39] vorgestellten Artefakten.

Die richtige Wahl für den Wert von $\lambda_\mathcal{S}$ stellt insgesamt ein nicht zu unterschätzendes Problem dar. Durch eine zu geringe Bestrafung bei großen Verrückungen, liegt das Optimum von $\mathcal{J}$ für einen Knoten $\phi_{i,j,k}$ außerhalb des gültigen Bereiches (sh. Abschnitt 3.2.3.4). Dadurch kommt es zu physikalisch nicht plausiblen Ergebnissen (vgl. Abb. 4.11 (a)). Wird der Wert für λ_S zu hoch gewählt, so finden kaum noch Deformationen statt, da eine Bewegung des Gitterknotens unterdrückt wird.

5.1.3 Annahmen für die Kopplungsmodelle

Ausgehend von der Annahme, dass die Deformation von der Tumorzellkonzentration beeinflusst wird, aber nicht umgekehrt, werden durch die berechneten Deformationen der Atlas und das MRT-Bild angepasst. Zusätzlich ist dadurch eine Anpassung der Diffusionskoeffizienten notwendig.
Es ist bekannt, dass durch die Diffusion des Tumors in das Hirnparenchym die Nervenbahnen der weißen Hirnmasse beeinflusst werden [62][63]. Hierdurch ergeben sich Veränderungen am Diffusionsverhalten, die eine Anpassung der Diffusionsparameter erfordern. Diese Anpassung resultiert derzeit nur aus dem Deformationsverhalten des Tumors, wobei der Diffusionskoeffizient des betrachteten Voxels verschoben wird. Im Fall der anisotropen Wachstumsmodellierung besteht die Diffusionsinformation der weißen Hirnmasse nicht aus einem Skalar, sondern aus einem Tensordatensatz. Zur Erhaltung zusammenhängender und stetiger Nervenbahnen, an denen sich die Diffusion orientiert, müssen die Tensoren neben der Verschiebung eine Reorientierung entsprechend der Gewebsveränderung erfahren [15]. Eine entsprechende Bearbeitung steht hier noch aus.

5.1.4 Evaluierung

Die Evaluierung der einzelnen Deformationsmodelle ist schwierig und nicht Gegenstand dieser Arbeit, da sich insbesondere die Beschaffung von realen MRT-Datensätzen als schwieriger herausstellte, als angenommen. Die in Kapitel 4 vorgestellten Ergebnisse zeigen aber deutlich die Vielfalt an generierbaren Simulationsergebnissen. Die Frage nach der Simulation, die den Masseeffekt am besten beschreibt, ist derzeit unmöglich zu beantworten.
Im Bereich der Validierung von Wachstums- und Deformationsmodellen zur Simulation der Tumorprogression existieren bisher keinerlei „Goldstandards". Durch die Einschränkungen moderner bildgebender Verfahren bei der Visualisierung der gesamten Tumorzellverteilung ist eine quantitative Validierung nahezu unmöglich. Daher beruhen Validierungsversuche von Wachstumsmodellen derzeit, so sie denn stattgefunden haben, immer auf einem qualitativen Vergleich zwischen den in MRT-Aufnahmen sichtbaren Tumoren und den simulierten Daten. Dieses Verfahren ist

insbesondere bei morphologischen Unterschieden zwischen simulierten und realen Daten stark fehleranfällig und wenig aussagekräftig.

Die Evaluierung der Deformationsmodelle ließe sich in diesem Zusammenhang anhand sichtbarer Veränderungen von Hirngewebe mit den Simulationsergebnissen ermöglichen. Durch die Kopplung beider Modelle ist eine alleinige Validierung der Deformation anhand der Veränderung am Hirngewebe nur bedingt einsetzbar. Mit der hier getroffenen Annahme, dass nur das Tumorkernvolumen für den Masseeffekt zuständig ist, und einer Validierung anhand der Deformationen würde sich keine eindeutige Lösung ergeben, da insbesondere der nicht zur Deformation beitragende Randbereich des Tumors beliebige Formen annehmen kann. Diese in modernen bildgebenden Verfahren unsichtbaren Bereichen sind aber von besonderer Bedeutung für die Behandlungsplanung.

5.2 Ausblick

In dieser als Machbarkeitsstudie ausgelegten Masterarbeit wurden die bei fortschreitender Tumorprogression stattfindenden Deformationen mittels zweier einfacher Modelle aus der Registrierung simuliert, um damit den Grundstein für ein neues Forschungsgebiet am Institut für Medizintechnik zu legen. Durch die vereinfachten Modelle bleiben viele der Probleme bei der Modellierung der Tumorprogression ungelöst (sh. Abschnitt 5.1), so dass ein großes Potential an Verbesserungsmöglichkeiten besteht. Diese betreffen sowohl die eigentliche Wachstumssimulation, als Ursache des Masseeffektes, als auch die entwickelten Deformations- und Kopplungsmodelle. In einem ersten Gespräch mit Medizinern wurden die Ergebnisse dieser und der Arbeit von Jungmann [39] diskutiert und dabei weiteres Potential aufgedeckt.

Ein großes Problem stellt derzeit die nahezu unmögliche quantitative Evaluierung der entwickelten Wachstums- und Deformationsmodelle dar. Eine der Ursachen ist sicherlich im Unvermögen der aktuellen, bildgebenden Verfahren zu sehen, den kompletten Tumor und dessen räumliche Verteilung darzustellen [83]. Für eine exakte Evaluierung ist dieses Wissen aber unerlässlich. Solche exakten Daten ließen sich durch Generieren histologischer Atlanten mit einer räumlich aufgelösten Verteilung der Tumorzellkonzentration gewinnen. Für eine möglichst genaue Auflösung erfordert dies jedoch einen nicht zu vernachlässigenden medizinischen Aufwand.

Eine andere Möglichkeit, die eine teilweise Evaluierung erlauben würde, besteht in der Nutzung der optischen Kohärenztomographie (OCT). Aktuell wird in der Universitätsmedizin Göttingen eine auf diesem Verfahren basierende Methode zur Tumorerkennung während der Resektion erprobt. Somit lassen sich auch die in den MRT-Aufnahmen nicht sichtbaren Bereiche des Tumors darstellen und entsprechend

5.2 Ausblick

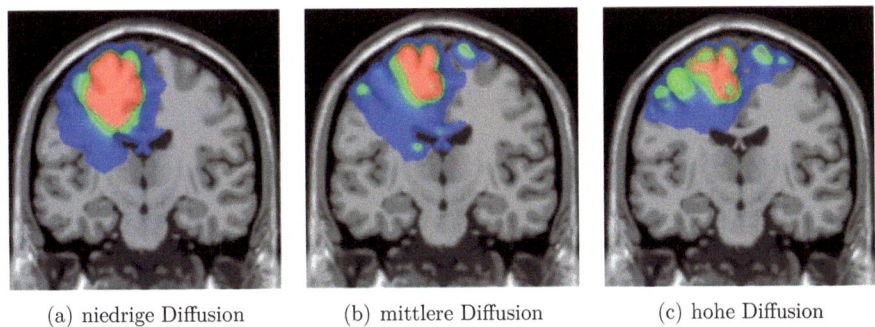

(a) niedrige Diffusion (b) mittlere Diffusion (c) hohe Diffusion

Abbildung 5.1: Unterschiedliche Resultate der Wachstumsmodellierung mit verschiedenen Diffusionsparametern. Von links nach rechts: niedrige, mittlere und hoher Diffusivität in weißer Hirnmasse

entfernen. Beschränkungen der Methodik ergeben sich durch die geringe Eindringtiefe des OCT (1 – 3 mm) und durch die begrenzte Radikalität der Resektion (sh. Abschnitt 2.5). Durch dieses Verfahren wäre jedoch eine Evaluierung der Simulation für die entfernten Bereiche und zusätzlich den durch die Eindringtiefe definierten Rand denkbar.

Ein generelles Problem bei der Simulation stellt die Unkenntnis der Startbedingung dar. Die gewonnen Daten stammen immer von Patienten in einem weit fortgeschrittenen Stadium der Erkrankung. Hervorgerufen wird dies durch den lange Zeit asymptomatischen Verlauf der Erkrankung (sh. Abschnitt 2.2). Die anfängliche Tumorzellverteilung und somit der Simulationsursprung lassen sich somit nur schätzen. In der vorliegenden Arbeit wird die initiale Tumorzellverteilung manuell gesetzt. Die Verwendung von statistischen Verfahren oder Verfahren aus anderen Bereichen (z.B. Bildverarbeitung) könnten bei der Bestimmung des initialen Ausgangspunktes der Tumorprogression von Nutzen sein. Durch exakte Kenntnisse des Deformationsverhaltens von Hirngewebe könnte die Bestimmung noch weiter verbessert werden. Eine exakte Lösung dieses inversen Problems ist in nächster Zeit aber nicht in Aussicht.

5.2.1 Wachstumsmodellierung

Je komplexer die Modelle zur Beschreibung des Tumorwachstumsverhaltens sind, desto mehr Parameter gilt es zu optimieren. In Abbildung 5.1 ist beispielhaft die einfache Variation eines Diffusionsparameters dargestellt. Deutlich ist das unterschiedliche Diffusionsverhalten bei Zunahme von α zu erkennen. Dabei sinkt der solide Anteil des Tumors, während der diffuse Charakter des simulierten Tumors immer weiter zunimmt. Durch die zur Simulation des Masseeffektes getroffenen Annahmen würden die Ergebnisse der Deformation ebenso stark variieren. An dieser Stelle gilt es, in weiteren Arbeiten den unterschiedlichen Einfluss und die Wahl der Parameter genauer zu untersuchen.

Die Progression des GBM basiert auf drei unterschiedlichen Mechanismen: (a) der Proliferation maligner Zellen, (b) der Migration kanzeröser Zellen in umliegendes, gesundes Gewebe und (c) der malignen Transformation. Bei den in [39] entwickelten und hier verwendeten Modellen handelt es sich zu großen Teilen um deterministische Modelle basierend auf der vorgestellten Reaktions-Diffusionsgleichung (3.4). Die verwendeten Terme für die Diffusion und Proliferation entsprechen zwar dem Stand der Forschung, beruhen aber auf recht einfachen Annahmen der Tumorprogression. Durch ein verbessertes Wissen über die einzelnen Prozesse beim Tumorwachstum könnten diese Terme weiter optimiert werden.

Daneben ist derzeit die maligne Transformation nicht im Modell integriert. Es ist stark anzunehmen, dass dieser Prozess nicht deterministisch ist und somit als stochastische Komponente in das Modell integriert werden müsste.

In der Arbeit von Jungmann [39] wurden makroskopische Wachstumsmodelle entwickelt. Eine exakte Modellierung auf zellulärer Ebene fand bisher noch nicht statt. Mikroskopische Modelle und die Kopplung beider Modellierungsebenen stellen weitere potentielle Arbeiten auf diesem Gebiet dar.

Für eine ausführliche Diskussion weiterer wesentlicher Verbesserungen und Erweiterungen der Wachstumsmodelle sei auf [39] verwiesen.

5.2.2 Masseeffekt

Aufgrund der vereinfachenden Annahmen besitzen die verwendeten Deformationsmodelle einige Einschränkungen gegenüber physikalischen Modellen (sh. Abschnitt 5.1). Diese Modelle und deren Kopplung an die Wachstumssimulation gilt es, weiter zu verbessern. Durch die Verwendung eines Multiskalenansatzes und der lokalen Variation der Iterationstiefe ließe sich das Deformationsmodell der FFD deutlich verbessern. Einige weitere wesentliche Verbesserungen wurden bereits in Abschnitt 5.1 diskutiert. Der beim Optimieren genutzte Lagrange-Operator λ_S stellt derzeit einen ortsunabhängigen Faktor dar. Es gilt zu prüfen, ob sich durch die lokale Variation von λ_S eine Verbesserung ergibt.

Auch die Implementierung der Deformationsmodelle zeigt Optimierungspotential. Derzeit wurden bei der Implementierung der FFD keine wesentlichen Optimierungen am Code vorgenommen. Die Berechnung der neuen Position für die einzelnen Punkte ist aber hochgradig parallelisierbar, wodurch die Laufzeit der Deformationsberechnung weiter gesenkt werden kann. Auch diese Bearbeitung steht derzeit noch aus.

Neben der Verbesserung und Optimierung der (zukünftigen) Modelle ist eine Optimierung der das Deformationsmodell beschreibenden Parameter ebenso notwendig wie bei den Wachstumsmodellen. Für die aktuellen Deformationsmodelle wurden im Kapitel 4 einige dieser Parameter und ihr Einfluss auf die Modellierungsergebnisse vorgestellt. Weitere Untersuchungen sind in diesem Bereich notwendig, um aussagekräftige Parameter zur Simulation zu finden. In diesen Zusammenhang ist eine genaue Überprüfung der getroffenen Annahmen bezüglich der Kopplung zwischen Tumorwachstum und Masseeffekt (sh. Abschnitt 3.2.3) notwendig.

Die hierzu notwendigen Informationen über das Deformationsverhalten von Tumoren und den Zusammenhang zwischen Tumorzellkonzentration und wirkenden Kräften lassen sich nur durch medizinische Messdaten und eine enge Zusammenarbeit mit Neuropathologen und -chirurgen erhalten.

Auf lange Sicht sind die entwickelten Methoden, bedingt durch ihren einfachen approximativen Charakter, nicht geeignet, um die stattfindenden Deformationen physikalisch plausibel zu beschreiben. Ein Umstieg auf physikalisch motivierte Modelle und die Integration von elastischen Eigenschaften des Hirngewebes ist hierfür unerlässlich. Entsprechende Daten lassen sich durch die Magnetresonanzelastographie (MRE) generieren [69], wobei ein entsprechendes Gerät gerade am Universitätsklinikum Lübeck installiert wird. Auch hier ist eine enge Zusammenarbeit mit Medizinern angedacht.

5.2.3 Therapieplanung

Ein robustes Modell des Tumorwachstums zusammen mit einer Simulation stattfindender Deformationen hat direkte Auswirkung auf die Therapieplanung. Dabei stellt die Therapieplanung hohe Ansprüche an die Validität und Zuverlässigkeit der Simulationsergebnisse, da insbesondere die aggressiven Verfahren bei der Behandlung von Tumoren keinen zweiten Versuch bei inkorrekten Modellergebnissen erlauben. Das oberste Ziel der Therapie – die Erhaltung von Lebensqualität für den Patienten – darf dabei nie aus dem Auge gelassen werden. Dies gilt insbesondere bei der Resektion als radikalste Therapiemethode. Über genauere Kenntnisse der Tumorzellverteilung und wirkenden Kräfte könnten die zu resezierenden Gebiete besser bestimmt und entfernt werden. Dabei muss jedoch immer zwischen Radikalität der Operation und der daraus resultierenden postoperativen Defizite abgewogen werden.

Da bei der Resektion auch durch genaue Kenntnis der Tumorzellverteilung nicht alle kanzerösen Bereiche entfernt werden können, würde eine möglichst präzise Vorhersage der Lokalisation eines Rezidivs die weitere Planung unterstützen. Insbesondere in der Radiotherapie ließ sich eine weitere Verbesserung erreichen. Der bisher verwendete,

2 – 3 cm breite, bestrahlte Rand der Resektionshöhle könnte besser lokal an die simulierte Verteilung adaptiert und somit gesundes Gewebe geschont werden.

Weiteres Potential liegt in der Integration des bisher vernachlässigten Behandlungsterms $\mathcal{T}(c(\boldsymbol{x},t))$. Dieser könnte als orts- und zeitabhängiges Funktional den Effekt der unterschiedlichen Therapieverfahren simulieren. Insbesondere bei der Simulation der Resektion gilt es in diesen Zusammenhang, den Effekt des nachlassenden Drucks auf das umliegende Gewebe zu modellieren.

5.3 Zusammenfassung

In diesem Kapitel wurden die in Kapitel 4 vorgestellten Ergebnisse kritisch diskutiert. Ein großes Problem stellt die bis dato fehlende quantitative Evaluierung der Modelle dar. Zahlreiche Kritikpunkte wurden aufgedeckt und weitere Verbesserungen an dem Modellen vorgestellt. Insgesamt erlauben es aber beide entwickelten Modelle unter den gegebenen Randbedingungen, den Masseeffekt gut zu approximieren.

Ein erstes Gespräch mit Medizinern an der Universität zu Lübeck brachte nicht nur berechtigte Kritik zutage, sondern auf lange Sicht wurde durchaus ein Interesse an einer guten Tumorprogressionsmodellierung geäußert, die im Rahmen der Radiotherapieplanung eingesetzt werden könnte.

Anhang A

Mathematik

Dieses Kapitel umfasst wichtige mathematische Funktionen, die in dieser Arbeit genutzt wurden. Daneben sollen durchgeführte Umformungen hergeleitet werden.

A.1 Einseitige Potenzfunktion

Eine Funktion $f : \mathbb{R} \to \mathbb{R}; x \mapsto (x-t)_+^r$ mit $t \in \mathbb{R}, r \in \mathbb{N}$ wird als einseitige Potenzfunktion der Ordnung r bezeichnet und ist rekursiv definiert durch

$$(x-t)_+^0 = \begin{cases} 0 & x < t \\ 1 & x \geq t \end{cases} \qquad r = 0 \qquad (A.1)$$

$$(x-t)_+^r = (x-t)_+^0 (x-t)^r = \begin{cases} 0 & x < t \\ (x-t)^r & x \geq t \end{cases} \qquad r \geq 1. \qquad (A.2)$$

Abbildung A.1 zeigt beispielhaft den Verlauf für $(x-2)_+^r$ mit dem unter den Bildern angegebenen Werten für r.

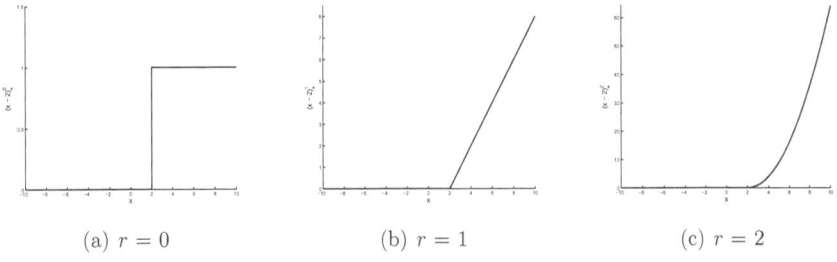

(a) $r = 0$ (b) $r = 1$ (c) $r = 2$

Abbildung A.1: Verlauf von $(\boldsymbol{x}-\boldsymbol{t})_+^r$ für unterschiedliche Werte von r.

A.2 Jacobi-Determinante

Sei $f : \mathbb{R}^n \to \mathbb{R}^m$ eine differenzierbare Funktion. Dann ist die Jacobi-Matrix J_f definiert als die $m \times n$-Matrix aller ersten partiellen Ableitungen.

$$J_f = \frac{\partial f}{\partial x} = \begin{pmatrix} \frac{\partial f_1}{\partial x_1} & \frac{\partial f_1}{\partial x_2} & \cdots & \frac{\partial f_1}{\partial x_n} \\ \vdots & \vdots & \ddots & \vdots \\ \frac{\partial f_m}{\partial x_1} & \frac{\partial f_m}{\partial x_2} & \cdots & \frac{\partial f_m}{\partial x_n} \end{pmatrix}. \tag{A.3}$$

Für den Fall $m = n$ ist J_f quadratisch und $\det(J_f)$ definiert.
Anwendung findet die Determinante in der Kontinuumsmechanik zur Analyse von Volumenänderungen in strömenden Flüssigkeiten und Gasen [34]. J_f liefert zu einem gegebenen Punkt p wichtige Informationen über das Verhalten der Funktion f in der Nähe dieses Punktes. Für den Fall, dass f stetig differenzierbar ist in einem Punkt p und $J_f(p)$ ungleich null ist, so ist die Funktion in einer Umgebung von p invertierbar.
Des Weiteren behält f bei positiver Determinante in p die Orientierung bei. Bei negativen Werten wird die Orientierung umgekehrt.
Der absolute Wert der Determinante im Punkt p kann genutzt werden, um den Wert zu bestimmen, mit dem die Funktion in der Nähe von p expandiert oder schrumpft. Es gilt dabei:

- f wird gestaucht, falls $0 < \det(J_f(p)) < 1$

- f bleibt konstant, falls $J_f(p) = 1$

- f expandiert, falls $J_f(p) > 1$

In Abbildung A.2 sind beispielhaft die Einträge der Jacobi-Matrix für eine Deformation Φ zusammen mit dem dazugehörenden Deformationsfeld visualisiert. Für eine genauere Betrachtung der farblichen Kodierung der Jacobi-Determinante sei auf den Anhang B.3 verwiesen.

A.3 Hesse-Matrix

Sei $f : \mathbb{R}^n \to \mathbb{R}$ eine mehrdimensionale Funktion.
Die Matrix der partiellen zweiten Ableitungen von f wird dann als Hesse-Matrix

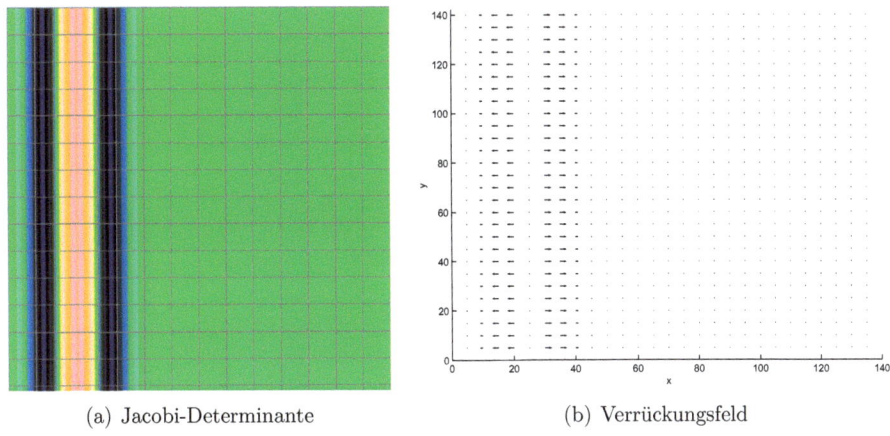

(a) Jacobi-Determinante (b) Verrückungsfeld

Abbildung A.2: Darstellung der Jacobi-Determinanten und des Verrückungsfeldes der Deformation Φ. Farbliche Darstellung der Deformation: Expansion (gelb-rot), Stauchung (grün-blau).

bezeichnet. Definiert ist sie durch

$$\mathrm{H}(f) = \mathrm{H}_f = \left(\frac{\partial^2 f}{\partial x_i \partial x_j}\right) = \begin{pmatrix} \frac{\partial^2 f}{\partial x_1 \partial x_1} & \frac{\partial^2 f}{\partial x_1 \partial x_2} & \cdots & \frac{\partial^2 f}{\partial x_1 \partial x_n} \\ \frac{\partial^2 f}{\partial x_2 \partial x_1} & \frac{\partial^2 f}{\partial x_2 \partial x_2} & \cdots & \frac{\partial^2 f}{\partial x_2 \partial x_n} \\ \vdots & \vdots & \ddots & \vdots \\ \frac{\partial^2 f}{\partial x_n \partial x_1} & \frac{\partial^2 f}{\partial x_n \partial x_2} & \cdots & \frac{\partial^2 f}{\partial x_n \partial x_n} \end{pmatrix}. \quad (A.4)$$

A.4 Satz von Schwarz

Sei $f : \mathbb{R}^n \to \mathbb{R}$ eine zweimal stetig differenzierbare Funktion. Dann gilt

$$\frac{\partial}{\partial x_i}\left(\frac{\partial f}{\partial x_j}\right) = \frac{\partial}{\partial x_j}\left(\frac{\partial f}{\partial x_i}\right) \quad \forall i,j \in [1,n]. \quad (A.5)$$

A.5 Herleitung der Umformung des Glättungsterms

Der Beweis erfolgt für den 2D-Fall. Der 3D-Fall kann analog gezeigt werden.
Sei $\Phi : \mathbb{R}^2 \to \mathbb{R}^2$ die Verschiebung eines Punktes. Die Hesse-Matrix von Φ besitzt folgende Gestalt

$$\mathrm{H}_\Phi = \begin{pmatrix} \frac{\partial^2 \Phi}{\partial x^2} & \frac{\partial^2 \Phi}{\partial x \partial y} \\ \frac{\partial^2 \Phi}{\partial y \partial x} & \frac{\partial^2 \Phi}{\partial y^2} \end{pmatrix}. \quad (A.6)$$

Für den Fall, dass Φ den Satz von Schwarz (sh. Anhang A.4) erfüllt, ist die Hesse-Matrix symmetrisch und es folgt

$$\mathrm{H}_\Phi = \begin{pmatrix} \frac{\partial^2 \Phi}{\partial x^2} & \frac{\partial^2 \Phi}{\partial x \partial y} \\ \frac{\partial^2 \Phi}{\partial x \partial y} & \frac{\partial^2 \Phi}{\partial y^2} \end{pmatrix}. \qquad (A.7)$$

Weiterhin gilt

$$\begin{aligned} \|\mathrm{H}_\Phi\|_{\text{Frob}} &= \sqrt{\left(\frac{\partial^2 \Phi}{\partial x^2}\right)^2 + \left(\frac{\partial^2 \Phi}{\partial x \partial y}\right)^2 + \left(\frac{\partial^2 \Phi}{\partial x \partial y}\right)^2 + \left(\frac{\partial^2 \Phi}{\partial y^2}\right)^2} \\ &= \sqrt{\left(\frac{\partial^2 \Phi}{\partial x^2}\right)^2 + 2\left(\frac{\partial^2 \Phi}{\partial x \partial y}\right)^2 + \left(\frac{\partial^2 \Phi}{\partial y^2}\right)^2}. \end{aligned} \qquad (A.8)$$

Hierbei bezeichnet $\|\mathrm{H}_\Phi\|_{\text{Frob}}$ die Frobeniusnorm von H_Φ. Definiert ist die Frobeniusnorm einer $m \times n$ Matrix A als die Wurzel über die Summe der absoluten Quadrate ihrer Elemente.

$$\|A\|_{\text{Frob}} = \sqrt{\sum_{i,j} |a_{ij}|^2} \qquad (A.9)$$

Für die Krümmung der Transformation Φ gilt allgemein

$$E(\Phi) = \int_{\mathbb{R}^2} \left(\frac{\partial^2 \Phi}{\partial x^2}\right)^2 + 2\left(\frac{\partial^2 \Phi}{\partial x \partial y}\right)^2 + \left(\frac{\partial^2 \Phi}{\partial y^2}\right)^2 d\boldsymbol{x}. \qquad (A.10)$$

Mit (A.8) folgt

$$E(\Phi) = \int_{\mathbb{R}^2} \|\mathrm{H}_\Phi\|_{\text{Frob}}^2 d\boldsymbol{x}. \qquad (A.11)$$

A.6 Duchons Semi-Norm

Im folgenden Abschnitt soll kurz auf die von Duchon eingeführten Semi-Normen eingegangen werden [27]. Es wird zunächst ein Differentialoperator D^M als Vektor, der alle partiellen Ableitungen von f der Ordnung M enthält, definiert

$$\mathrm{D}^M(f) = \left[\frac{\partial^M f}{\partial x_1^M}, \ldots, \frac{\partial^M f}{\partial x_{k_1} \ldots \partial x_{k_M}}, \ldots, \frac{\partial^M f}{\partial x_m^M}\right] \qquad (A.12)$$

mit $k_1, \ldots, k_M \in \{1, \ldots, m\}^M$. Duchon definiert daraus eine Semi-Norm, indem er die Summe über die Quadrate aller Elemente von D^M über den Raum $\mathbb{R}^m$ integriert.

$$\|f\|_{D_M} = \left(\int_{\mathbb{R}^m} \left\|\mathrm{D}^M(f)\right\|^2 d\boldsymbol{x}\right)^{\frac{1}{2}} \qquad (A.13)$$

Tabelle A.1: Wichtige Semi-Normen der Dimension $m = 1, 2, 3$. M bezeichnet den Grad der Semi-Norm. [44]

$\mathbb{R}^m$	D_M	$\|f\|^2_{D_M}$
$\mathbb{R}^1$	D_2	$\int \left(\frac{\partial^2 f}{\partial x^2}\right)^2 dx$
$\mathbb{R}^1$	D_3	$\int \left(\frac{\partial^3 f}{\partial x^3}\right)^2 dx$
$\mathbb{R}^2$	D_2	$\int \left(\frac{\partial^2 f}{\partial x^2}\right)^2 + 2\left(\frac{\partial^2 f}{\partial x \partial y}\right)^2 + \left(\frac{\partial^2 f}{\partial y^2}\right)^2 d\boldsymbol{x}$
$\mathbb{R}^2$	D_3	$\int \left(\frac{\partial^3 f}{\partial x^3}\right)^2 + 3\left(\frac{\partial^3 f}{\partial x^2 \partial y}\right)^2 + 3\left(\frac{\partial^3 f}{\partial x \partial y^2}\right)^2 + \left(\frac{\partial^3 f}{\partial y^3}\right)^2 d\boldsymbol{x}$
$\mathbb{R}^3$	D_2	$\int \left(\frac{\partial^2 f}{\partial x^2}\right)^2 + \left(\frac{\partial^2 f}{\partial y^2}\right)^2 + \left(\frac{\partial^2 f}{\partial z^2}\right)^2$ $+ 2\left(\frac{\partial^2 f}{\partial x \partial y}\right)^2 + 2\left(\frac{\partial^2 f}{\partial x \partial z}\right)^2 + 2\left(\frac{\partial^2 f}{\partial y \partial z}\right)^2 d\boldsymbol{x}$

Tabelle A.2: Nullraum wichtiger Semi-Normen der Dimension $m = 1, 2, 3$. M bezeichnet den Grad der Semi-Norm. [44]

$\mathbb{R}^m$	D_M	Nullraum von $\|f\|^2_{D_M}$
$\mathbb{R}^1$	D_2	$a_0 + a_1 x$
$\mathbb{R}^1$	D_3	$a_0 + a_1 x + a_2 x^2$
$\mathbb{R}^2$	D_2	$a_0 + a_1 x + a_2 y$
$\mathbb{R}^2$	D_3	$a_0 + a_1 x + a_2 y + a_3 x^2 + a_4 y^2 + a_5 xy$
$\mathbb{R}^3$	D_2	$a_0 + a_1 x + a_2 y + a_3 z$

Hierbei bezeichnet $\|.\|$ die euklidische Norm in $\mathbb{R}^{m^M}$. Eine andere Schreibweise (unter Nutzung der Kommutativität der partiellen Ableitungen) hat die folgende Gestalt

$$\|f\|^2_{D_M} = \sum_{\alpha_1 + \ldots + \alpha_m = M} \frac{m!}{\alpha_1! \cdots \alpha_m!} \int_{\mathbb{R}^m} \left(\frac{\partial^M f}{\partial x_1^{\alpha_1} \ldots \partial x_m^{\alpha_m}}\right)^2 d\boldsymbol{x}. \qquad (A.14)$$

Tabelle A.1 zeigt einige wichtige Semi-Normen Duchons.

Für $m = 2$ und $M = 2$ ergibt sich die bekannteste Semi-Norm von Duchon (A.10). Der Nullraum von $\|f\|^2_{D_2}$ enthält dabei nur Funktionen dessen zweite partiellen Ableitungen Null sind. Dies entspricht gerade linearen Polynomen.

Im Allgemeinen gilt, dass der Nullraum einer Semi-Norm der Ordnung M aus Polynomen der Ordnung $M - 1$ besteht. Einige wichtige Nullraum sind in Tabelle A.2 beschrieben.

A.7 Approximation von Funktionen

Im Folgenden soll für den einfachen 1D-Fall die Approximation einer Funktion unter Kenntnis weniger Funktionswerte vorgestellt werden. Die entsprechende Lösung soll dabei die Originalfunktion so gut wie möglich approximieren und dabei möglichst glatt sein. Als Ergebnis dieses Abschnittes wird sich die 1D-Lösung der bekannten Thin-Plate Splines ergeben.

Gegeben sei eine Menge von n Punkten $\{x_i\}$ der Funktion f und deren Funktionswerte $f(x_i) = y_i$. Die Aufgabe besteht darin, aus den wenigen bekannten Punkten die Funktion f so gut wie möglich wiederherzustellen. Das sich ergebene, schlecht gestellte Problem wird gelöst, indem das Funktional $H(f)$ minimiert wird. Für $H(f)$ gilt dabei

$$H(f) = E(f) + \lambda \Xi(f). \tag{A.15}$$

Dabei stellt $E(f)$ die Genauigkeit der Interpolation dar, mit

$$E(f) = \frac{1}{2} \sum_{i=1}^{n} (f(x_i) - y_i)^2. \tag{A.16}$$

$\Xi(f)$ entspricht $\|f\|_{D_2}^2$ und repräsentiert die Anforderung der Glätte an f, mit

$$\Xi(f) = \int \left(\frac{d^2 f}{d^2 x}\right)^2 dx. \tag{A.17}$$

Über den Parameter λ lässt sich der Grad der Glätte bestimmen. Die Minimierung von (A.15) geschieht durch Lösung von

$$\frac{\partial H}{\partial f} = \frac{\partial E}{\partial f} + \lambda \frac{\partial \Xi}{\partial f} = 0. \tag{A.18}$$

Dabei gilt

$$\begin{aligned}\frac{\partial E}{\partial f} &= \frac{1}{2} \frac{\partial}{\partial f} \sum_{i=1}^{n} (f(x_i) - y_i)^2 \\ &= \frac{1}{2} \frac{\partial}{\partial f} \int \sum_{i=1}^{n} (f(x_i) - y_i)^2 \partial(x - x_i) dx \\ &= \frac{1}{2} \int \frac{\partial}{\partial f} \sum_{i=1}^{n} (f(x_i) - y_i)^2 \partial(x - x_i) dx \\ &= \int \sum_{i=1}^{n} (f(x_i) - y_i) \partial(x - x_i) dx\end{aligned} \tag{A.19}$$

und

$$\frac{\partial \Xi}{\partial f} = \frac{\partial}{\partial f} \int \left(\frac{d^2 f}{d^2 x}\right)^2 dx = \int \frac{d t f}{d^4 x} dx. \tag{A.20}$$

A.7 Approximation von Funktionen

Durch Einsetzen von (A.19) und (A.20) in (A.18) folgt

$$\frac{\partial H}{\partial f} = \frac{\partial E}{\partial f} + \lambda \frac{\partial \Xi}{\partial f}$$
$$= \int \left(\sum_{i=1}^{n} (f(x_i) - y_i) \partial(x - x_i) + \lambda \frac{d^t f}{d^4 x} \right) dx. \qquad (A.21)$$

Durch Minimierung von $H(f)$ erhält man

$$\frac{\partial H}{\partial f} = 0$$
$$\Rightarrow \sum_{i=1}^{n} (f(x_i) - y_i) \partial(x - x_i) + \lambda \frac{d^t f}{d^4 x} = 0$$
$$\Rightarrow \frac{d^t f}{d^4 x} = \frac{1}{\lambda} \sum_{i=1}^{n} (y_i - f(x_i)) \partial(x - x_i). \qquad (A.22)$$

Zur Lösung dieser Differentialgleichung wird die Greensche Funktion $G(x\,;\,\xi)$ genutzt. Sie ist definiert durch

$$\frac{d^4 G(x\,;\,\xi)}{dx^4} = \delta(x - \xi). \qquad (A.23)$$

Das viermalige Integrieren von (A.23) erzeugt eine Familie von Greenschen Funktionen

$$G(x\,;\,\xi) = (x - \xi)_{+}^{3} + a_3 (x - \xi)^3 + a_2 (x - \xi)^2 + a_1 (x - \xi)^1 + a_0 \qquad (A.24)$$

mit der einseitigen Potenzfunktion dritter Ordnung $(x)_{+}^{3}$. Zur Vereinfachung und Symmetrie ergibt sich (A.24) zu [44]

$$G(x\,;\,\xi) = |x - \xi|^3. \qquad (A.25)$$

Weitere wichtige Greensche Funktionen sowie eine allgemeine Formel für vorgegebene Dimensionen und genutzter Semi-Norm kann der Tabelle A.3 entnommen werden. (A.25) kann im nächsten Schritt genutzt werden, um (A.22) zu lösen. Es ergibt sich ein kubischer Spline der Form

$$f(x) = \int \frac{1}{\lambda} \sum_{i=1}^{n} (y_i - f(\xi)) \, \delta(\xi - \lambda) G(x\,;\,\xi) d\xi$$
$$= \int \frac{1}{\lambda} \sum_{i=1}^{n} (y_i - f(\xi)) \, \delta(\xi - \lambda) \, |x - \xi|^3 \, d\xi \qquad (A.26)$$
$$= \frac{1}{\lambda} \sum_{i=1}^{n} (y_i - f(x_i)) \, |x - x_i|^3.$$

Durch Hinzufügen des Nullraums von Ξ und $\lambda = 1$ erhält man (3.9) mit $\omega_i = y_i - f(x_i)$.

Tabelle A.3: Greensche Funktionen $G(x\,;\xi)$ der Dimension $m = 1, 2, 3$ in Abhängigkeit der genutzten Semi-Norm $\|f\|^2_{D_M}$. M bezeichnet den Grad der Semi-Norm, r den euklidischen Abstand $\|\boldsymbol{x}\|$. [44]

$\mathbb{R}^m$	D_M	$G(x\,;\xi)$	
$\mathbb{R}^1$	D_2	r^3	
$\mathbb{R}^1$	D_3	r^5	
$\mathbb{R}^2$	D_2	$r^2 \log r^2$	
$\mathbb{R}^2$	D_3	$r^4 \log r^4$	
$\mathbb{R}^3$	D_2	r	
$\mathbb{R}^m$	D_α	$r^{2\alpha-m} \log r^{2\alpha-m}$	$2\alpha - m$ gerade
$\mathbb{R}^m$	D_α	$r^{2\alpha-m}$	sonst

A.8 Splines

Splines werden als numerisch einfach berechenbare Näherungen für Kurven und Flächen genutzt. Ein Spline n-ten Grades bezeichnet eine Funktion, die stückweise aus Polynomen mit maximalem Grad n zusammengesetzt ist. An den Kontaktstellen zweier Polynomstücke werden bestimmte Bedingungen definiert (z.B. $(n-1)$ mal stetig Differenzierbarkeit).

Genutzt werden Splines sowohl zur Interpolation als auch zur Approximation. Die am häufigsten verwendete Art von Splines sind die *B-Splines* auf die im Folgenden etwas näher eingegangen werden soll.

B-Splines: Verwendet wurden B-Splines erstmal im 19. Jahrhundert von Lobachevsky, der sie durch Faltung von Wahrscheinlichkeitsverteilungen erhielt [19]. Wichtige Eigenschaften wurden durch de Boor erarbeitet [11][12].

Es seien $m + 1$ Knotenpunkte $t_i \in [0, 1]$ mit

$$t_0 \leq t_1 \leq \ldots \leq t_m$$

gegeben. Ein B-Spline vom Grad n ist eine parametrische Kurve $\mathcal{B} : [t_0, t_m] \to \mathbb{R}^2$ zusammengesetzt aus B-Spline-Basisfunktionen vom Grad n.

$$\mathcal{B}(t) = \sum_{i=0}^{m-n-1} \mathbf{P}_i \beta_i^n(t), \quad t \in [t_n, t_{m-n}] \tag{A.27}$$

Die Punkte $\mathbf{P}_i$ werden Kontrollpunkte oder De Boor-Punkte genannt. Durch Verbinden der einzelnen De Boor-Punkte beginnend mit $\mathbf{P}_0$ und endend mit $\mathbf{P}_m$ entsteht ein sogenanntes de Boor-Polygon. Die $m - n$ benötigten Basisfunktionen können

A.8 Splines

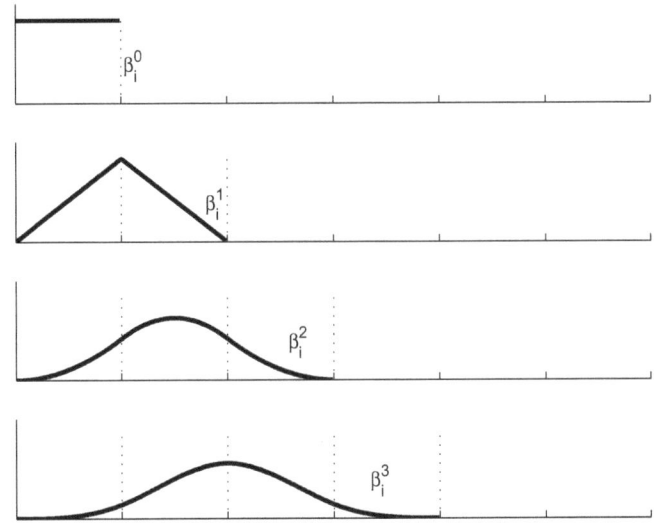

Abbildung A.3: B-Splines der Ordnung 0 bis 3.

durch die Cox-de Boor-Rekursionsformel entwickelt werden. Ausgehend von den Basisfunktionen des Grads 0 mit

$$\beta_i^0(t) = \begin{cases} 1 & \text{falls } t \in [t_i, t_{i+1}[, \\ 0 & \text{sonst} \end{cases} \quad (A.28)$$

werden die Basisfunktionen k-ten Grades ($k \geq 1$) definiert durch

$$\beta_i^k(t) = \frac{t - t_i}{t_{i+k} - t_i} \beta_i^{k-1}(t) + \left(1 - \frac{t - t_{i+1}}{t_{i+k+1} - t_{i+1}}\right) \beta_{i+1}^{k-1}(t). \quad (A.29)$$

Durch die Bedingungen an die Knotenpunkte kann es dazu kommen, dass in der Rekursionsformel unter Umständen der Nenner zur Null wird (wenn $t_{i+k} = t_i$ oder $t_{i+k+1} = t_{i+1}$). In einem solchen Fall ist die Funktion β_i^k automatisch die Nullfunktion. Abbildung A.3 zeigt die ersten vier sich ergebenden Basisfunktionen.

Der Vorteil der B-Splines gegenüber den Bezier-Kurven liegt in dem geringeren Rechenaufwand bei einer großen Anzahl an Kontrollpunkten. Durch den lokalen Träger der B-Splines besitzen die Kontrollpunkte keinen globalen Einfluss auf den Verlauf der Kurve. Daneben ist die Anzahl an Knotenpunkten nicht am Grad der Polynome gebunden. Somit kann das Gitter verfeinert werden ohne eine Anpassung am Spline-Grad vornehmen zu müssen. Einige wichtige Eigenschaften sollen im Folgenden kurz zusammengefasst werden:

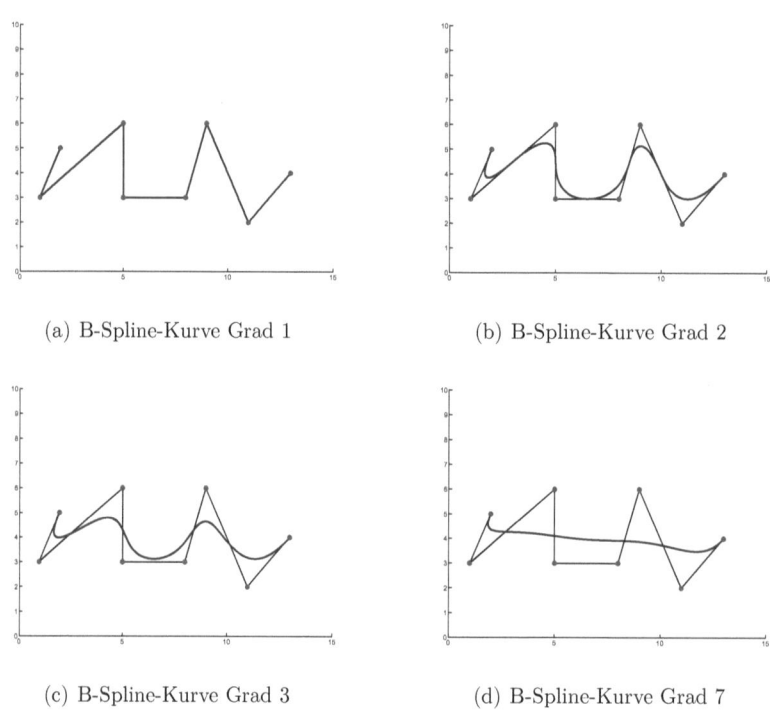

Abbildung A.4: Vergleich zwischen B-Splines unterschiedlichen Grades.

Nichtnegativität: $\beta_i^n(t) \geq 0$

Lokaler Träger: $\beta_i^n(t) = 0$, falls $t \notin [t_i, t_{i+n}[$

Zerlegung der Eins: $\sum_{i=1}^n \beta_i^n(t) = 1$

$\mathcal{C}^{n-2}$-kontinuierlich: Falls die Knoten t_i paarweise verschieden sind, dann ist $\beta_i^n \in \mathcal{C}^{n-2}$ und ist somit $n - 2$ mal stetig differenzierbar.

Eine häufig in der Registrierung verwandte Variante der B-Splines sind die so genannten kubischen B-Splines. Für ein einzelnes Segment i kann (A.27) umgeschrieben werden zu

$$S_i(t) = \sum_{k=0}^{3} \boldsymbol{P}_{i-3+k} \beta_{i-3+k}^3(t), \quad t \in [0,1]. \tag{A.30}$$

Für den Fall, dass die Knotenvektorelemente uniform verteilt sind, ist (A.30) einfach im Voraus berechenbar und für jedes Segment identisch. In Matrixform ergibt sich

$$S_i(t) = \begin{bmatrix} t^3 & t^2 & t & 1 \end{bmatrix} \frac{1}{6} \begin{bmatrix} -1 & 3 & -3 & 1 \\ 3 & -6 & 3 & 0 \\ -3 & 0 & 3 & 0 \\ 1 & 4 & 1 & 0 \end{bmatrix} \begin{bmatrix} \boldsymbol{P}_{i-1} \\ \boldsymbol{P}_i \\ \boldsymbol{P}_{i+1} \\ \boldsymbol{P}_{i+2} \end{bmatrix}, \quad t \in [0,1]. \tag{A.31}$$

In Abbildung A.4 sind beispielhaft die Approximationsergebnisse für einen Polygonzug bei unterschiedlichen Graden der B-Splines dargestellt. Die B-Spline-Kurve vom Grad 7 (A.4 (d)) entspricht gerade einer Bézierkurve. Deutlich erkennbar ist die immer stärker auftretende Approximation des Polygonzuges mit zunehmendem Spline-Grad.

Der Einfluss der Multiplizität von Knotenpunkten auf die Ergebnisse der Approximation und Kontinuität ist in Abbildung A.5 dargestellt. Verwendet wurden kubische B-Splines, wobei der Knoten an Position (5,3) jeweils mit der angegebenen Vielfachheit vorhanden ist.

Deutlich wird die stetige Abnahme der resultierenden Kontinuität bei steigender Multiplizität. Die maximale Multiplizität von Knotenpunkten wird dabei durch den Grad der verwendeten Splines begrenzt. Tabelle A.4 fasst den Zusammenhang für kubische B-Splines zusammen.

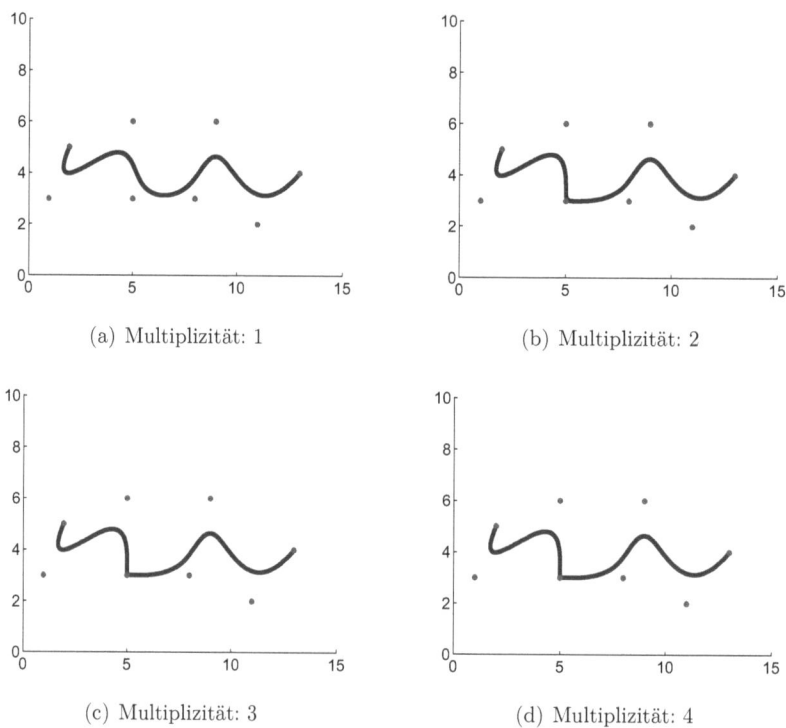

Abbildung A.5: Vergleich zwischen B-Splines mit unterschiedlicher Multiplizität (Vielfachheit).

Tabelle A.4: Gegenüberstellung von Knotenvielfachheit und resultierender Kontinuität für kubische B-Splines.

Knotenvielfachheit	resultierende Kontinuität
1	C^2
2	C^1
3	C^0
4	keine

Anhang B

Dokumentation der Software

Dieses Kapitel gibt einen groben Überblick über die im Rahmen der Masterarbeit entstandene Software. Im Abschnitt B.1 wird der allgemeine Aufbau des Programms und die verwendeten Designpatterns vorgestellt. Daneben soll auf einige ausgewählte Klassen eingegangen werden.
Da die Integration und Entwicklung neuer Wachstumsalgorithmen von besonderer Bedeutung ist, soll die Plugin-Schnittstelle im Abschnitt B.2 näher betrachtet werden. Abschließend wird ein kurzer Überblick über die verwendeten Visualisierungstechniken gegeben (sh. Abschnitt B.3).
Weitere Ausführungen zur Software können auch [39] entnommen werden.

B.1 Aufbau der Software

B.1.1 Allgemeiner Aufbau und Designpatterns

Bei der Implementierung der Entwicklungsumgebung lag der Anspruch auf einem softwaretechnisch sauberen Programm zur Simulation der Tumorprogression. Mehrere der üblichen Design-Patterns haben dabei ihre Anwendung gefunden. So ist der ISGG-Simulator nach der Model-View-Controller-Architektur (kurz MVC) aufgebaut. Erstmals beschrieben wurde das MVC-Konzept 1979 durch Trygve Reenskaug für Benutzeroberflächen. Mittlerweile gilt es als De-facto-Standard für den Grobentwurf aller komplexen Softwaresysteme. Das Programm wird dabei in drei Kompetenzen aufteilt:

1. Das Modell (Model) hält alle benötigten Daten vor und ist von Präsentation und Steuerung unabhängig.

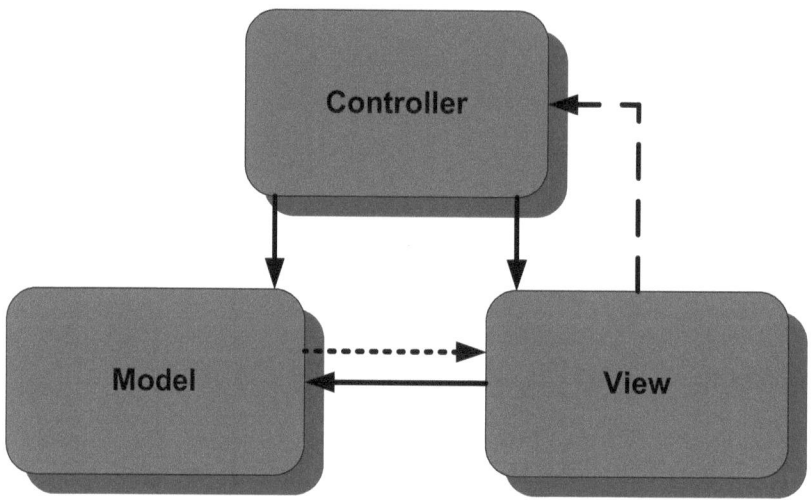

Abbildung B.1: Model-View-Controller-Konzept.

2. Die Präsentation (View) ist die Schnittstelle zum Benutzer. Hier werden die Daten aus dem Modell visualisiert.

3. Die Steuerung (Controller) verwaltet ein oder mehrere Präsentationen, nimmt von diesen Benutzereingaben entgegen und reagiert entsprechend.

In Abbildung B.1 ist diese Aufteilung noch einmal verdeutlicht.

Ein weiteres verwendetes Design-Pattern ist das sogenannte Observer-Pattern. Einige Datenobjekt werden von der Präsentationseinheit beobachtet. Sobald die Bearbeitung der Daten abgeschlossen ist, wird die Präsentationseinheit über eine entsprechende Änderung informiert und stellt diese dar. Der Vorteil liegt dabei in der asynchronen Verarbeitung. Die Präsentationseinheit wartet nicht auf die ankommenden Daten, sondern wird bei Bedarf über eine Änderung informiert.

Die Programmoberfläche ist in vier wesentliche Bereiche unterteilt. Der erste Bereich beinhaltet eine 2-dimensionale Ansicht der 3D-Volumen. Standardmäßig werden dabei immer das MRT-Volumen und die simulierte Zellkonzentration angezeigt. Dem Nutzer steht es aber bei der Implementierung der Wachstumsmodelle offen, weitere Ansichten zu ergänzen.

Die zweite Visualisierung ist eine bisher rudimentär gehaltene dreidimensionale Ansicht auf das MRT- und Tumorvolumen. Etwas detaillierter wird im Abschnitt B.3 auf die Visualisierung eingegangen werden.

Über die Algorithmenauswahl lassen sich zusätzlich die vom Entwickler vorgesehenen Modellparameter einstellen.

Im letzten Bereich werden dem Benutzer wichtige Informationen zu den Bilddaten bereitgestellt. Daneben werden in einem gesonderten Bereich quantitative Informatio-

B.1 Aufbau der Software

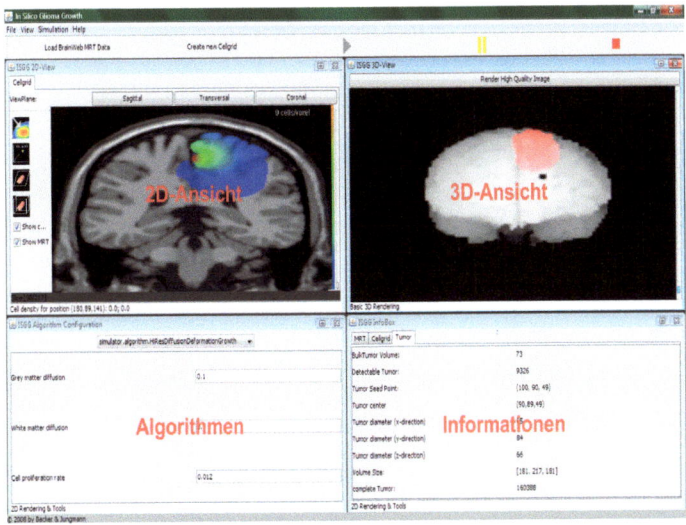

Abbildung B.2: Darstellung der Aufteilung des Programms.

nen zum Tumor (unterschiedliche Tumorvolumen, Tumorseed) dargestellt. Auch hier wird dem Entwickler über eine Schnittstelle im Modell die Möglichkeit gegeben, eigene Informationen zu ergänzen. Dafür zuständig ist die Klasse *TumorInfo*. Listing B.1 zeigt die von der Klasse TumorInfo angeboten Methoden. Über *addInfoLabel* kann eine neue Information unter Angabe des Labels und des Wertes ergänzt werden.

Listing B.1: Die Klasse TumorInfo

```
public class TumorInfo {
  public void addInfoLabel(String infoLabel,
      String value);
  public void setInfoLabels(Vector<String> infoLabels);
  public void setValuesForInfoLabel(
      HashMap<String, String> valuesForInfoLabel);
  public Vector<String> getTumorInfoLabels();
  public String getValueForLabel(String label);
}
```

Zur Integration der Tumorinformationen in das Modell stehen die Methoden *getTumorInfo* und *setTumorInfo* zur Verfügung.

Abbildung B.2 stellt die beschriebene Aufteilung der Programmoberfläche noch einmal dar.

B.1.2 Wichtige Klassen zur Deformation

Im Folgenden sollen kurz einige ausgewählte Klassen beschrieben werden, die für die Deformationsmodelle von Bedeutung sind.

Solver2D und Solver3D: Beide Klassen sind Bestandteil des Packages *simulation.tps.solver* und implementieren die notwendige Berechnung der Werte für α und ω bei der Deformation mit Thin-Plate Splines (sh. Kapitel 3.2.3.3). Beide Klassen unterscheiden sich dabei nur in der Dimensionalität.

Durch Aufrufen des Konstruktors

```
public Solver3D(Vector<Vector3d> points,
                Vector<Vector3d> trackPoints,
                double lambda)
```

wird versucht die Lösung für (3.15) zu finden, wobei der Parameter λ eine Unterscheidung zwischen Interpolation und Approximation ermöglicht (sh. Abschnitt 3.2.3.3). Neben den Werten für die Vorwärtsabbildung wird zusätzlich noch die inverse Abbildung bestimmt und angeboten. Dadurch ist es möglich die Deformation zum einen im Euler-Frame und zum anderen im Lagrange-Frame zu berechnen.

Die eigentliche Deformation wird durch die Klasse *SinglePrecisionDeformation* bzw. *DoublePrecisionDeformation* aus dem Package *simulator.algorithm.deformation* durchgeführt.

Single- und DoublePrecisionDeformation: Da sich beide Klassen nur durch ihre Genauigkeit unterscheiden, wird sich auf die Beschreibung von SinglePrecisionDeformation beschränkt. Über den Konstruktor

```
public SinglePrecisionDeformation(
            int [][][] mrt,
            float [][][] D,
            Cell [][][] cells);
```

werden die zu deformierenden Objekte übergeben. Dazu gehören: die Bilddaten (*mrt*) und die Diffusionswerte (*D*). Die Information über die Zellkonzentration *cells* dient der Optimierung der Berechnung.

Die Transformation erfolgt durch die Methode

```
public void deform(
            Vector<Vector3d> oldPos,
            Vector<Vector3d> newPos,
            Vector<Vector3d> fixedPos).
```

Ihr werden alle fixen Punkte (*fixedPos*) und die korrespondierenden Landmarken (*oldPos*, *newPos*) übergeben. Aus der Gesamtheit an Landmarken und deren Verrückung werden zu Beginn der Berechnung die Werte für α und ω bestimmt. Sofern die Lösung von (3.15) und deren Inverse existiert, wird die Berechnung der Verrückung für jeden Punkt durchgeführt. Nach vollendeter Berechnung stehen die neuen Bild- und Diffusionswerte bereit.

FFDSingle- und FFDDoublePrecisionSolver: Beide Klassen erlauben die Berechnung der Deformation mittels Free-Form Deformation (sh. Abschnitt 3.2.3.4). Sie sind im Package *simulator.ffd* zu finden und unterscheiden sich jeweils nur durch ihre Genauigkeit in der Berechnung.

Es werden im wesentlichen zwei öffentliche Methoden angeboten, wobei das Interface der ersten wie folgt aussieht:

```
public static void doDeformation(
        FFDGrid grid,
        int [][][] mrt,
        int [][][] atlas);
```

Der Parameter *grid* enthält dabei das für die FFD benötigte Gitter von Kontrollpunkten. Ausgehend von der durchgeführten Verrückung auf das Gitter *grid*, werden die Bilddaten (*mrt*) und der Atlas (*atlas*) entsprechend verformt und können nach Durchführung der Berechnung abgerufen werden.

Das Interface der zweiten Methode hat folgendes Aussehen:

```
public static float doDeformationAndGetMetric(
        FFDGrid grid,
        FFDNode node);
```

Ausgehend von der Verrückung des Knotens *node* wird die Glätte der Deformation nach (3.28) bestimmt. Der zurückgelieferte Wert kann genutzt werden, um starke Verrückungen und insbesondere Überfaltungen zu bestrafen.

DeformationUtils: *DeformationUtils* enthält Methoden, die zur Kopplung der entwickelten Deformations- und Wachstumsmodellen benötigt werden. Für die Kopplung der Thin-Plate Splines existieren somit zahlreiche Methoden, die sich mit dem Generieren der Suchvektoren und dem Auffinden der Schnittpunkte mit dem GTV befassen. Für die FFD sind es Methoden, die sich um die Optimierung des Gitters und der darin enthaltenden Knoten kümmern.

B.2 Plugin-Architektur für die Algorithmen

Im Rahmen der Masterarbeit wurden bereits mehrere Wachstumsmodelle implementiert. Als Anspruch an die Handhabbarkeit der Software galt es, dass die Integration neuer Modelle so einfach wie möglich erfolgen sollte. Größere Änderungen am Programmcode sollen hierbei vermieden werden. Zur Realisierung wurde eine einfache Schnittstelle (IGrowthAlgorithm) definiert, deren Methoden von einem neuen Algorithmus implementiert werden müssen.

In Listing B.2 ist diese kurz dargestellt. Der Großteil der Methoden beschäftigt sich dabei mit den Parametern, die dem Benutzer zur Verfügung gestellt werden sollen, um die entwickelten Wachstumsalgorithmen zu parametrisieren.

Listing B.2: Das Interface IGrowthAlgorithm

```java
public interface IGrowthAlgorithm {
        public static enum PARAMETER_TYPE
                {STRING, INT, FLOAT, BOOL};
        public String getAlgorithmInfos();
        public Vector<String> getParameterNames();
        public PARAMETER_TYPE getParameterType(String name);
        public String getParameterInfo(String name);
        public Object getParameterValue(String name);
        public void setParameter(String name, Object value);
        public void init();
        public void step();
}
```

Die Enumeration *PARAMETER_TYPE* definiert mögliche Typen für Parameter, wobei diese mit den entsprechenden Java-Datentypen korrespondieren.

Die Methode *getParameterNames()* liefert die Liste aller Parameternamen, die dem Benutzer angeboten werden. Über die Methode *getParameterInfo(String name)* wird eine kurze Beschreibung zum Parameter mit dem übergebenen Namen zurückgeliefert, *getParameterValue(String name)* liefert den aktuellen Wert dieses Parameters zurück und *setParameter(String name, Object value)* setzt entsprechend den Wert. Für allgemeine Informationen über den entwickelten Algorithmus steht die Methode *getAlgorithmInfos()* bereit.

Die beiden wichtigsten Methoden zur Generierung neuer Modelle sind *init()* und *step()*. Die Init-Methode wird einmalig zu Beginn der Wachstumsmodellierung aufgerufen und initialisiert alle notwendigen Parameter und Datenstrukturen. Hier können interne Parameter und Vorverarbeitungsschritte durchgeführt werden.

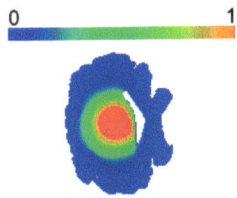

Abbildung B.3: Farbkodierung der Tumorzellkonzentration.

Mit der Step-Methode wird ein Iterationsschritt durchgeführt. In dieser Methode müssen somit alle Aktionen durchgeführt werden, die während eines Zeitschritts der Modellierung abzuarbeiten sind. Nach Beginn der Simulation wird diese sukzessive für die angegebene Anzahl an Schritten immer wieder aufgerufen.

Das Interface wurde so vorgegeben, dass keine Unterscheidung zwischen Deformations- und Wachstumsmodellierung stattfindet. Damit steht dem Entwickler frei, ob die Progression des Tumors mit oder ohne Masseeffekt simuliert werden soll.

B.3 Visualisierung

Wie bereits im Abschnitt B.1 dargestellt, werden verschiedene Ansichten zur Visualisierung der Simulationsergebnisse genutzt. Diese sollen hier kurz vorgestellt werden.

2D-Ansicht: Die 2D-Ansicht dient der Darstellung der einzelnen Volumeninformationen. Über das Mausrad lässt sich dabei durch die einzelnen Schnittbilder iterieren, wobei verschiedene Schnittebenen zur Verfügung stehen (sagittal, transversal, koronal).

Derzeit werden standardmäßig die MRT-Daten und die simulierte Tumorzellkonzentration visualisiert. Diese werden dabei transparent übereinander gelegt. Über Auswahlfelder lassen sich die einzelnen Ebenen ein- und ausblenden. Abbildung B.4 stellt diese Möglichkeiten dar, indem einzelne Ebenen ausgeblendet wurden. Eine Schnittstelle im Modell erlaubt es dem Entwickler, zudem weitere Ansichten zu ergänzen. Über die Methode *addImage* kann dem Benutzer unter Angabe eines Schlüssels und den entsprechenden Daten weitere Bildinformationen (Jacobi-Determinante, Verrückungsfeld, etc.) angeboten werden. Die Methode *addImageInformation* dient der Bereitstellung von weiteren Informationen zu den Daten.

Zur Darstellung der Tumorzellkonzentration wurde ein hypsometrisches Farbschema gewählt. Dieses, aus der Kartographie bekannte Farbschema, kodiert dabei verschiedenartige Höhen durch unterschiedliche Farben. Die gewählte Farbskala kann dabei

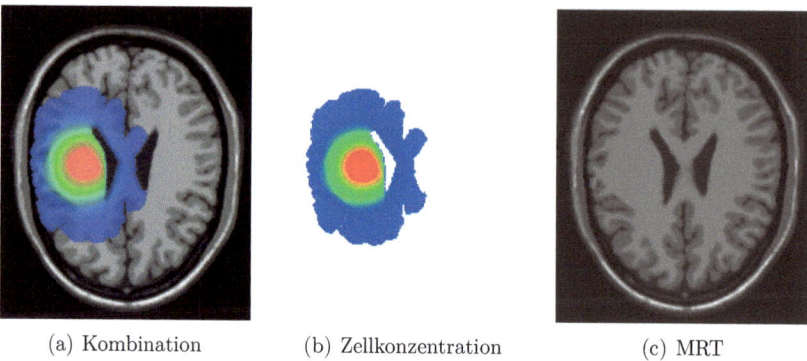

(a) Kombination (b) Zellkonzentration (c) MRT

Abbildung B.4: Darstellungsmöglichkeiten der 2D-Ansicht. Von links nach rechts: Anzeigen aller Ebenen, Ausblenden der MRT-Bilddaten und Ausblenden der Zellkonzentration.

beliebig gewählt werden, folgt aber in vielen Fällen gewissen Regeln.
Im Rahmen der Masterarbeit wurde sich an einer thermografischen Farbdarstellung der simulierten Tumorzellverteilung orientiert. Somit werden niedrige Zellkonzentrationen mit blau dargestellt, hohe Konzentrationen hingegen mit rot. In Abbildung B.3 wird anhand einer simulierten Zellkonzentration diese Kodierung zusammen mit der Farbskala gezeigt. Im Kern des Tumors liegt eine hohe Konzentration vor (rot). Distal zum Tumorkern nimmt diese immer stärker ab (grün – blau).

3D-Ansicht: Aus den MRT-Daten und der simulierten Konzentrationsverteilung wird eine rudimentäre dreidimensionale Ansicht geschaffen. Diese kann frei im Raum gedreht werden (sh. Abb. B.5). Damit die 3D-Visualisierung in Echtzeit erfolgen kann, wird die Berechnung des Volumens weiter vereinfacht.
Sollten hochaufgelöstere 3D-Informationen benötigt werden, können diese auf Wunsch des Nutzers generiert und angezeigt werden. Die Unterschiede sind in Abbildung B.6 dargestellt. Durch die höhere Auflösung sind die Sulci und Gyri des MRT-Volumens erkennbar. Das simulierte Tumorvolumen wird in beiden Bildern rot dargestellt. Eine weitere Unterscheidung der Farbskala anhand der Konzentrationsverteilung findet nicht statt.
Weitere Informationen zum Volumenrendering können [39] entnommen werden.

Visualisierung der Jacobi-Determinanten: Zur besseren Beurteilung der bei Deformationen stattfindenden Volumenveränderungen kann, wie bereits im Anhang A.2 erwähnt, die Jacobi-Determinante genutzt werden. Für den Fall, dass entsprechende Informationen vorliegen, können diese im Programm visualisiert oder als Bild gespeichert werden.
Es stehen dabei verschiedene Visualisierungen zur Verfügung, wobei hier die Funktionswerte der Jacobi-Determinanten nach unterschiedlichen Schemen farblich kodiert

B.3 Visualisierung

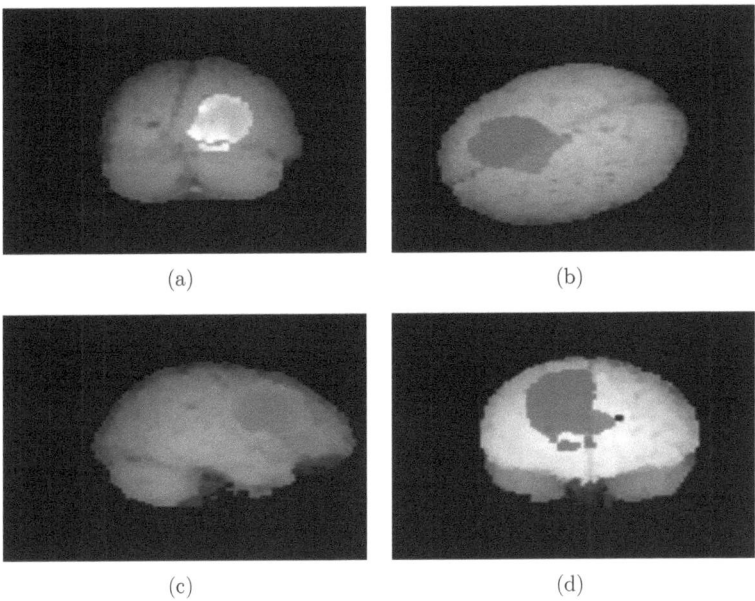

Abbildung B.5: Visualisierung des Hirnvolumens unter verschiedenen Rotationswinkeln.

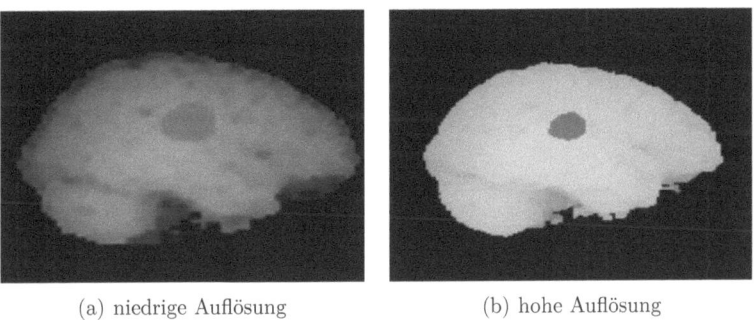

(a) niedrige Auflösung (b) hohe Auflösung

Abbildung B.6: Darstellungsmöglichkeiten der 3D-Ansicht. links: Standarddarstellung mit niedriger Auflösung; rechts: hochaufgelöste Darstellung des Volumens.

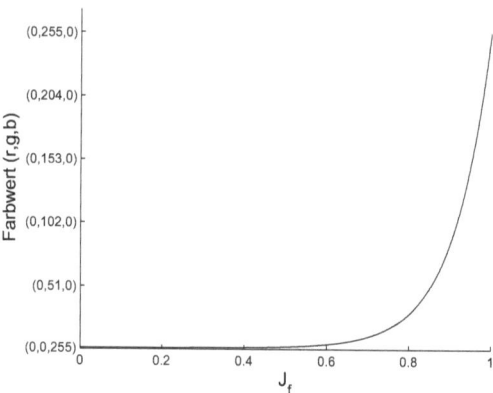

Abbildung B.7: Darstellung des Farbverlaufs für gestauchte Bereiche.

werden.

Für den Fall, dass alle Werte der Jacobi-Determinanten dargestellt werden sollen, ergibt sich folgendes Schema

$$cl(\boldsymbol{p}) = \begin{cases} \text{0x000000} & \text{falls } \mathcal{C}_J(\boldsymbol{p}) \leq 0.0 \text{ (Überfaltung)}, \\ \text{0x0000FF} + (\text{0x00FE01})^{\mathcal{C}_J(\boldsymbol{p})} & \text{falls } 0.0 < \mathcal{C}_J(\boldsymbol{p}) < 0.99 \text{ (Stauchung)}, \\ \text{0x00FF00} & \text{falls } 0.99 \leq \mathcal{C}_J(\boldsymbol{p}) \leq 1.01 \text{ (konstant)}, \\ \text{0x1FEFF00} - \text{0xFF0000} \cdot \mathcal{C}_J(\boldsymbol{p}) & \text{falls } \mathcal{C}_J(\boldsymbol{p}) > 1.01 \text{ (Expansion)}. \end{cases} \quad \text{(B.1)}$$

Hierbei bezeichnet $cl(\boldsymbol{p})$ den Farbwert des Punktes $\boldsymbol{p}$, $\mathcal{C}_J = \det J_\Phi$ den Wert der Funktionaldeterminanten der Deformation Φ. Zur Berechnung der Farbwerte wurde hier eine hexadezimale Kodierung gewählt, wobei jeweils 8 Bit den Wert für den roten, grünen und blauen Anteil kodieren. Für 0x00FF00 ergibt sich beispielsweise

$$\text{0x} \underbrace{\text{00}}_{r} \underbrace{\text{FF}}_{g} \underbrace{\text{00}}_{b} = (0, 255, 0) = \text{grün}. \quad \text{(B.2)}$$

0x1FEFF00 stellt einen Sonderfall dar. Der Wert ergibt sich als Summe von 0xFFFF00 und 0xFF0000. Durch Subtraktion eines Wertes, der mindestens 0xFF0000 entspricht, kann ein Überlauf beim Rotanteil ausgeschlossen werden (r > 255).

Der Verlauf der Farbwerte für den Fall der Stauchung wird in Abbildung B.7 dargestellt. Erkennbar ist die exponentielle Skalierung zwischen 0 und 1. Durch geringe Veränderungen in der Nähe von 1 finden somit starke Sprünge bei der farblichen Kodierung statt, so dass eine bessere Abgrenzung zwischen den unveränderten und gestauchten Gewebe möglich ist.

Beim zweiten Farbschema werden alle konstanten Bereiche (Fall 3 bei (B.1)) ausgeblendet, indem $cl(\boldsymbol{x})$ mit 0xFFFFFF belegt wird.

B.3 Visualisierung

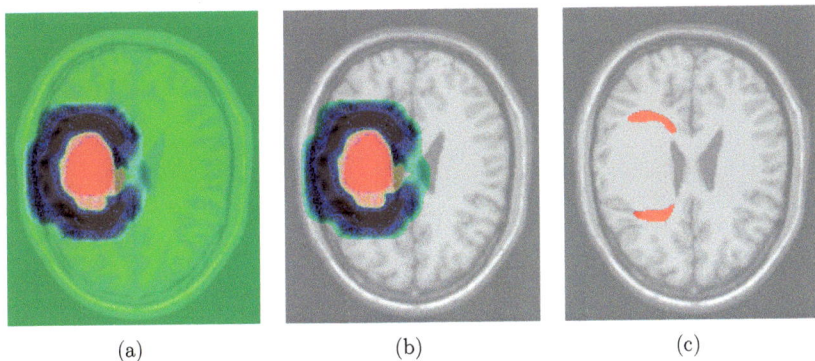

(a) (b) (c)

Abbildung B.8: Darstellung der verschiedenen Farbschemen für die Jacobi-Determinante. Links: Darstellung aller Funktionswerte; Mitte: Ausblenden der konstanten Bereiche; Rechts: Ausblenden aller nicht negativen Bereiche.

Das letzte Schema hat folgende Struktur

$$cl(\boldsymbol{p}) = \begin{cases} \text{0xFF0000} & \text{falls } \mathcal{C}_J(\boldsymbol{p}) \leq 0.0, \\ \text{0xFFFFFF} & \text{sonst.} \end{cases} \quad (B.3)$$

Mit dieser Ansicht sind stattgefundene Überfaltungen in den Bildern besser erkennbar. Abbildung B.8 zeigt alle drei Farbschemen anhand einer beispielhaften Simulation.

Literaturverzeichnis

[1] ALVORD, E. C.: *Simple model of recurrent gliomas*. J Neurosurg, 75(2):337–338, 1991.

[2] ALVORD, E. C.: *Patterns of growth of gliomas*. AJNR Am J Neuroradiol, 16(5):1013–1017, 1995.

[3] BAILEY, P. und H. CUSHING: *A classification of tumors of the glioma group on a histogenetic basis with a correlation study of prognosis*. J. B. Lippincott Company, 1926.

[4] BARDINET, E., L. D. COHEN und N. AYACHE: *Tracking and motion analysis of the left ventricle with deformable superquadrics*. Med Image Anal, 1(2):129–149, 1996.

[5] BARR, A. H.: *Global and local deformations of solid primitives*. In: *SIGGRAPH '84: Proceedings of the 11th International Conference on Computer Graphics and Interactive Techniques*, Seiten 21–30. ACM, 1984.

[6] BARTELS, R. H., J. C. BEATTY und B. A. BARSKY: *An introduction to splines for use in computer graphics and geometric modeling*. Morgan Kaufmann Publishers Inc., 1987.

[7] BLACK, P. M.: *Brain tumor. Part 2*. N Engl J Med, 324(22):1555–1564, 1991.

[8] BONDIAU, P.-Y., O. CLATZ, M. SERMESANT, P.-Y. MARCY, H. DELINGETTE, M. FRENAY und N. AYACHE: *Biocomputing: Numerical simulation of glioblastoma growth using diffusion tensor imaging*. Phys Med Biol, 53(4):879–893, 2008.

[9] BOOKSTEIN, F. L.: *Principal warps: Thin-plate splines and the decomposition of deformations*. IEEE Trans. Pattern Anal. Mach. Intell., 11(6):567–585, 1989.

[10] BOOKSTEIN, F. L.: *Thin-plate splines and the atlas problem for biomedical images*. In: *IPMI '91: Proceedings of the 12th International Conference on Information Processing in Medical Imaging*, Seiten 326–342, 1991.

[11] BOOR, C. DE: *A practical guide to splines*. Springer-Verlag, 1978.

[12] BOOR, C. DE und K. HOLLIG: *B-splines without divided differences*. In: *Geometric Modeling – Algorithms and New Trends*, Seiten 21–27, 1987.

[13] BRANDES, A. A., D. LACOMBE und C. VECHT: *Future trends in the treatment of brain tumours*. Eur J Cancer, 37(18):2297–2301, 2001.

[14] BREM, S., J. M. ROZENTAL und J. R. MOSKAL: *What is the etiology of human brain tumors? A report on the first Lebow conference*. Cancer, 76(4):709–713, 1995.

[15] CASTRO, F. J. S., O. CLATZ, J. DAUGUET, N. ARCHIP, J.-P. THIRAN und S. WARFIELD: *Evaluation of brain image nonrigid registration algorithms based on log-Euclidean MR-DTI consistency measures*. In: *ISBI '07: Proceedings of IEEE International Symposium on Biomedical Imaging: From Nano to Macro*, Seiten 45–48, 2007.

[16] CHADWICK, J. E., D. R. HAUMANN und R. E. PARENT: *Layered construction for deformable animated characters*. In: *SIGGRAPH '89: Proceedings of the 16th International Conference on Computer Graphics and Interactive Techniques*, Seiten 243–252. ACM, 1989.

[17] CLATZ, O., M. SERMESANT, P.-Y. BONDIAU, H. DELINGETTE, S. K. WARFIELD, G. MALANDAIN und N. AYACHE: *Realistic simulation of the 3-D growth of brain tumors in MR images coupling diffusion with biomechanical deformation*. IEEE Trans. Med. Imag., 24(10):1334–1346, 2005.

[18] COLLINS, D. L., A. P. ZIJDENBOS, V. KOLLOKIAN, J. G. SLED, N. J. KABANI, C. J. HOLMES und A. C. EVANS: *Design and construction of a realistic digital brain phantom*. IEEE Trans. Med. Imag., 17(3):463–468, 1998.

[19] COMNINOS, P.: *Handbook of computer animation*. Springer-Verlag, 2003.

[20] COQUILLART, S.: *Extended free-form deformation: A sculpturing tool for 3D geometric modeling*. In: *SIGGRAPH '90: Proceedings of the 17th International Conference on Computer Graphics and Interactive Techniques*, Seiten 187–196. ACM, 1990.

[21] CUADRA, M. B., M. DE CRAENE, V. DUAY, B. MACQ, C. POLLO und J.-P. THIRAN: *Dense deformation field estimation for atlas-based segmentation of pathological MR brain images*. Comput Methods Prog Biomed, 84(2-3):66–75, 2006.

[22] DAVATZIKOS, C.: *Spatial transformation and registration of brain images using elastically deformable models*. Comput Vis Image Underst, 66(2):207–222, 1997.

[23] DAVATZIKOS, C., M. VAILLANT, S. M. RESNICK, J. L. PRINCE, S. LETOVSKY und R.N. BRYAN: *A computerized approach for morphological analysis of the corpus callosum*. J Comput Assist Tomogr, 20(1):88–97, 1996.

[24] DAVIS, F. G., B. J. MCCARTHY, S. FREELS, V. KUPELIAN und M. L. BONDY: *The conditional probability of survival of patients with primary malignant brain tumors: Surveillance, epidemiology and end results (SEER) data*. Cancer, 85(2):485–491, 1999.

[25] DELINGETTE, H.: *Towards realistic soft tissue modeling in medical simulation*. In: *Proceedings of the IEEE: Special Issue on Surgery Simulation*, Seiten 512–523, 1998.

[26] DONATO, G. und S. BELONGIE: *Approximate thin-plate spline mappings*. In: *ECCV '02: Proceedings of the 7th European Conference on Computer Vision-Part III*, Seiten 21–31. Springer-Verlag, 2002.

[27] DUCHON, J.: *Constructive theory of functions of several variables*. Springer Berlin / Heidelberg, 1977.

[28] EARNEST, F., P. J. KELLY, B. W. SCHEITHAUER, B. A. KALL, T. L. CASCINO, R. L. EHMAN, G. S. FORBES und P. L. AXLEY: *Cerebral astrocytomas: Histopathologic correlation of MR and CT contrast enhancement with stereotactic biopsy*. Radiology, 166(3):823–827, 1988.

[29] EPSTEIN, F. J. und J. P. FARMER: *Brain-stem glioma growth patterns*. J Neurosurg, 78(3):408–412, 1993.

[30] FINE, H. A., K. B. DEAR, J. S. LOEFFLER, P. M. BLACK und G. P. CANELLOS: *Meta-analysis of radiation therapy with and without adjuvant chemotherapy for malignant gliomas in adults*. Cancer, 71(8):2585–2597, 1993.

[31] FRISCH, N.: *Verfahren zur Unterstützung der Arbeitsabläufe bei der Crash-Simulation im Fahrzeugbau*. Doktorarbeit, Universität Stuttgart, 2004.

[32] GOLLMER, S., R. LACHNER und T. M. BUZUG: *Evaluation and enhancement of a procedure for generating a 3D bone model using radiographs*. In: *Advances in Medical Engineering, Springer Series: Proceedings in Physics 114*, Seiten 163–168. Springer Berlin / Heidelberg, 2007.

[33] GUNAY, M. und K. SHIMADA: *Three-dimensional bone shape reconstruction from X-ray images using hierarchical free-form deformation and nonlinear optimization.* In: *CARS '04: Proceedings of the 18th International Conference and Exhibition of the Computer Assisted Radiology and Surgery*, International Congress Series, Seite 1291. Elsevier, 2004.

[34] GURTIN, M. E.: *An introduction to continuum mechanics.* Academic Press, 1981.

[35] HARPOLD, H. L. P., E. C. ALVORD und K. R. SWANSON: *The evolution of mathematical modeling of glioma proliferation and invasion.* J Neuropathol Exp Neurol, 66(1):1–9, 2007.

[36] HOGEA, C., C. DAVATZIKOS und G. BIROS: *An image-driven parameter estimation problem for a reaction-diffusion glioma growth model with mass effects.* J Math Biol, 56(6):793–825, 2008.

[37] HSU, W. M., J. F. HUGHES und H. KAUFMAN: *Direct manipulation of free-form deformations.* In: *SIGGRAPH '92: Proceedings of the 19th International Conference on Computer Graphics and Interactive Techniques*, Seiten 177–184. ACM, 1992.

[38] JORDAN, A. und K. MAIER-HAUFF: *Magnetic nanoparticles for intracranial thermotherapy.* J Nanosci Nanotechnol, 7(12):4604–4606, 2007.

[39] JUNGMANN, J. O.: *In Silico-Modellierung von Tumorwachstum - Diffusionsbasierte Wachstumsmodelle.* Diplomarbeit, Universität zu Lübeck, 2008.

[40] KANSAL, A. R., S. TORQUATO, I. V. HARSH GR, E. A. CHIOCCA und T. S. DEISBOECK: *Simulated brain tumor growth dynamics using a three-dimensional cellular automaton.* J Theor Biol, 203(4):367–382, 2000.

[41] KOCH, R. M., M. H. GROSS und A. A. BOSSHARD: *Ein FEM-basierter Mimikgenerator für animierte anthropomorphe Avatare.* In: *AAA '97: Proceedings of Agenten, Assistenten, Avatars*, Seite 8, 1998.

[42] KONUKOGLU, E., M. SERMESANT, O. CLATZ, J.-M. PEYRAT, H. DELINGETTE und N. AYACHE: *A recursive anisotropic fast marching approach to reaction diffusion equation: Application to tumor growth modeling.* Inf Process Med Imaging, 20:687–699, 2007.

[43] KWAN, R. K. S., A. C. EVANS und G. B. PIKE: *MRI simulation-based evaluation of image-processing and classification methods.* IEEE Trans. Med. Imag., 18(11):1085–1097, 1999.

[44] KYBIC, J.: *Elastic image registration using parametric deformation models.* Doktorarbeit, Swiss Fed. Inst. Technol. Lausanne (EPFL), Lausanne, Switzerland, 2001.

[45] LANGRETH, R.: *Can math cure cancer?* Forbes, November Issue, 2008.

[46] LEE, S., G. WOLBERG und S. Y. SHIN: *Scattered data interpolation with multilevel B-splines.* IEEE Trans. Vis. Comput. Graphics, 3(3):228–244, 1997.

[47] LI, F. P. und J. F. FRAUMENI: *Soft-tissue sarcomas, breast cancer, and other neoplasms. A familial syndrome?* Ann Intern Med, 71(4):747–752, 1969.

[48] LIN, S. H. und L. R. KLEINBERG: *Carmustine wafers: Localized delivery of chemotherapeutic agents in CNS malignancies.* Expert Rev Anticancer Ther, 8(3):343–359, 2008.

[49] LOUIS, D. N., H. OHGAKI, O.D. WIESTLER und W. K. CAVENEE: *WHO Classification of tumours of the central nervous system.* IARC Press, 4 Auflage, 2007.

[50] LUNDGREN, B.: *Observations on growth rate of breast carcinomas and its possible implications for lead time.* Cancer, 40(4):1722–1725, 1977.

[51] LUO, S. und Y. NIE: *FEM-based simulation of tumor growth in medical image.* Medical Imaging 2004: Visualization, Image-Guided Procedures, and Display, 5367(1):600–608, 2004.

[52] MANG, A., W. R. CRUM, O. CAMARA-REY, J. A. SCHNABEL, G. P. PENNEY, G. BRASIL-CASEIRAS, T. M. BUZUG, H. R. JÄGER, J. REES, T. A. YOUSRY und D. J. HAWKES: *Non-rigid image registration to analyse glioma tumour growth pattern in serial MR imaging studies.* In: *J Biomed Tech 52, Suppl,* 2007.

[53] MANG, A., J. A. SCHNABEL, W. R. CRUM, M. MODAT, O. CAMARA-REY, C. PALM, G. BRASIL-CASEIRAS, H. R. JÄGER, S. OURSELIN, T. M. BUZUG und D. J. HAWKES: *Consistency of parametric registration in serial MRI studies of brain tumor progression.* Int J Comp Ass Rad Surg, 3(3-4):201–211, 2008.

[54] MARSH, D. und R. ZORI: *Genetic insights into familial cancers – Update and recent discoveries.* Cancer Lett, 181(2):125–164, 2002.

[55] MERTEN, K. VON, S. PELDSCHUS, H. MUGGENTHALER und M. GRAW: *Computergestützte Analyse von Verletzungsmechanismen.* Rechtsmedizin, 18(6):431–436, 2008.

[56] MIGA, M. I., K. D. PAULSEN, F. KENNEDY, P. J. HOOPES, A. HARTOV und D. W. ROBERTS: *In vivo analysis of heterogeneous brain deformation computations for model-updated image guidance.* Comput Methods Biomech Biomed Engin, 3(2):129–146, 2000.

[57] MILLER, K.: *Biomechanics of brain for computer integrated surgery.* Warsaw University of Technology Publishing House., 2002.

[58] MOHAMED, A. und C. DAVATZIKOS: *Finite element mesh generation and remeshing from segmented medical images.* In: *ISBI '04: Proceedings of IEEE International Symposium on Biomedical Imaging: From Nano to Macro*, Seiten 420–423, 2004.

[59] MOHAMED, A., E. I. ZACHARAKI, D. SHEN und C. DAVATZIKOS: *Deformable registration of brain tumor images via a statistical model of tumor-induced deformation.* Med Image Anal, 10(5):752–763, 2006.

[60] MURRAY, J. D.: *Mathematical Biology II: Spatial models and biomedical application.* Springer-Verlag, 2002.

[61] POWELL, M. J. D.: *The theory of radial basis functions.* In: *Wavelets, subdivision, and radial basis functions*, Seiten 105–210. University Press, 1992.

[62] PRICE, S. J., N. G. BURNET, T. DONOVAN, H. A. L. GREEN, A. PEÑA, N. M. ANTOUN, J. D. PICKARD, T. A. CARPENTER und J. H. GILLARD: *Diffusion tensor imaging of brain tumours at 3T: A potential tool for assessing white matter tract invasion?* Clin Radiol, 58(6):455–462, 2003.

[63] PRICE, S. J., A. PEÑA, N. G. BURNET, R. JENA, H. A. L. GREEN, T. A. CARPENTER, J. D. PICKARD und J. H. GILLARD: *Tissue signature characterisation of diffusion tensor abnormalities in cerebral gliomas.* Eur Radiol, 14(10):1909–1917, 2004.

[64] RADNER, H., I. BLÜMCKE, G. REIFENBERGER und O. D. WIESTLER: *The new WHO classification of tumors of the nervous system 2000. Pathology and genetics.* Pathologe, 23(4):260–283, 2002.

[65] ROHLFING, T. und C. R. MAURER: *Intensity-based non-rigid registration using adaptive multilevel free-form deformation with an incompressibility constraint.* In: *MICCAI '01: Proceedings of the 4th International Conference on Medical Image Computing and Computer-Assisted Intervention*, Seiten 111–119. Springer-Verlag, 2001.

[66] ROHR, K., H. S. STIEHL, R. SPRENGEL, W. BEIL, T. M. BUZUG, J. WEESE und M. H. KUHN: *Point-based elastic registration of medical image data using approximating thin-plate splines*. In: *VBC '96: Proceedings of the 4th International Conference on Visualization in Biomedical Computing*, Seiten 297–306. Springer-Verlag, 1996.

[67] ROHR, K., H. S. STIEHL, R. SPRENGEL, T. M. BUZUG, J. WEESE und M. H. KUHN: *Landmark-based elastic registration using approximating thin-plate splines*. IEEE Trans. Med. Imag., 20(6):526–534, 2001.

[68] RUECKERT, D., L. I. SONODA, C. HAYES, D. L. G. HILL, M. O. LEACH und D. J. HAWKES: *Nonrigid registration using free-form deformations: Application to breast MR images*. IEEE Trans. Med. Imag., 18(8):712–721, 1999.

[69] SACK, I., B. BEIERBACH, U. HAMHABER, D. KLATT und J. BRAUN: *Non-invasive measurement of brain viscoelasticity using magnetic resonance elastography*. NMR Biomed, 21(3):265–271, 2008.

[70] SEDERBERG, T. W. und S. R. PARRY: *Free-form deformation of solid geometric models*. In: *SIGGRAPH '86: Proceedings of the 13th International Conference on Computer Graphics and Interactive Techniques*, Seiten 151–160. ACM, 1986.

[71] SEDERBERG, T. W., J. ZHENG, A. BAKENOV und A. NASRI: *T-splines and T-NURCCs*. In: *SIGGRAPH '03: Proceedings of the 30th International Conference on Computer Graphics and Interactive Techniques*, Seiten 477–484. ACM, 2003.

[72] SILBERGELD, D. L., R. C. ROSTOMILY und E. C. ALVORD: *The cause of death in patients with glioblastoma is multifactorial: Clinical factors and autopsy findings in 117 cases of supratentorial glioblastoma in adults*. J Neurooncol, 10(2):179–185, 1991.

[73] SKRINJAR, O. M., D. SPENCER und J. S. DUNCAN: *Brain shift modeling for use in neurosurgery*. In: *MICCAI '98: Proceedings of the First International Conference on Medical Image Computing and Computer-Assisted Intervention*, Seiten 641–649. Springer-Verlag, 1998.

[74] SONG, W. und X. YANG: *Free-form deformation with weighted T-spline*. Vis Comput, 21(3):139–151, 2005.

[75] STEWART, L. A.: *Chemotherapy in adult high-grade glioma: A systematic review and meta-analysis of individual patient data from 12 randomised trials*. Lancet, 359(9311):1011–1018, 2002.

[76] STRONG, L. C., M. STINE und T. L. NORSTED: *Cancer in survivors of childhood soft tissue sarcoma and their relatives.* J Natl Cancer Inst, 79(6):1213–1220, 1987.

[77] SUBSOL, G., N. AYACHE und J.-P. THIRION: *A general scheme for automatically building 3D morphometric anatomical atlases: Application to a skull atlas.* Med Image Anal, 2:37–60, 1998.

[78] SWANSON, K. R., E. C. ALVORD und J. D. MURRAY: *A quantitative model for differential motility of gliomas in grey and white matter.* Cell Prolif, 33(5):317–329, 2000.

[79] SWANSON, K. R., E. C. ALVORD und J. D. MURRAY: *Virtual brain tumours (gliomas) enhance the reality of medical imaging and highlight inadequacies of current therapy.* Br J Cancer, 86(1):14–18, 2002.

[80] SWANSON, K. R., C. BRIDGE, J. D. MURRAY und E. C. ALVORD: *Virtual and real brain tumors: Using mathematical modeling to quantify glioma growth and invasion.* J Neurol Sci, 216:1–10, 2003.

[81] SWANSON, K. R., R. C. ROSTOMILY und E. C. ALVORD: *A mathematical modelling tool for predicting survival of individual patients following resection of glioblastoma: A proof of principle.* Br J Cancer, 98(1):113–119, 2008.

[82] THOMPSON, D'A. W.: *On growth and form.* Cambridge University Press, 2. Auflage, 1942.

[83] TRACQUI, P., G. C. CRUYWAGEN, D. E. WOODWARD, G. T. BARTOO, J. D. MURRAY und E. C. ALVORD: *A mathematical model of glioma growth: The effect of chemotherapy on spatio-temporal growth.* Cell Prolif, 28(1):17–31, 1995.

[84] VIRCHOW, R.: *Die krankhaften Geschwülste.* Hirschwald, Berlin, 1864.

[85] WELLER, M.: *Interdisziplinäre S2-Leitlinie für die Diagnostik und Therapie der Gliome des Erwachsenenalters.* Informationszentrum für Standards in der Onkologie (ISTO) Deutsche Krebsgesellschaft e.V., 2004.

[86] WELSH, J., A. SANAN, A. J. GABAYAN, S. B. GREEN, R. LUSTIG, S. BURRI, E. KWONG und B. STEA: *GliaSite brachytherapy boost as part of initial treatment of glioblastoma multiforme: A retrospective multi-institutional pilot study.* Int J Radiat Oncol Biol Phys, 68(1):159–165, 2007.

[87] WHITTLE, I. R.: *Management of primary malignant brain tumours.* J Neurol Neurosurg Psychiatry, 60(1):2–5, 1996.

[88] WICK, A., J. FELSBERG, J. P. STEINBACH, U. HERRLINGER, M. PLATTEN, B. BLASCHKE, R. MEYERMANN, G. REIFENBERGER, M. WELLER und W. WICK: *Efficacy and tolerability of temozolomide in an alternating weekly regimen in patients with recurrent glioma.* J Clin Oncol, 25(22):3357–3361, 2007.

[89] WOODWARD, D. E., J. COOK, P. TRACQUI, G. C. CRUYWAGEN, J. D. MURRAY und E. C. ALVORD: *A mathematical model of glioma growth: the effect of extent of surgical resection.* Cell Prolif, 29(6):269–288, 1996.

[90] ZACHARAKI, E. I., D. SHEN, S.K. LEE und C. DAVATZIKOS: *ORBIT: A multiresolution framework for deformable registration of brain tumor images.* IEEE Trans. Med. Imag., 27(8):1003–1017, 2008.

[91] ZÜLCH, K. J.: *The "grade classification"(grading) of the malignancy of brain tumors.* Acta Neurochir (Wien), 10:639–645, 1962.

[92] ZÜLCH, K. J.: *The classification of brain tumours.* Acta Neurochir (Wien), 11(10):3–4, 1964.

[93] ZÜLCH, K. J.: *Grading of malignacy of brain tumours.* Acta Neurochir Suppl (Wien), 11(10):117–119, 1964.

[94] ZÜLCH, K. J.: *Principles of the new World Health Organization (WHO) classification of brain tumors.* Neuroradiology, 19(2):59–66, 1980.

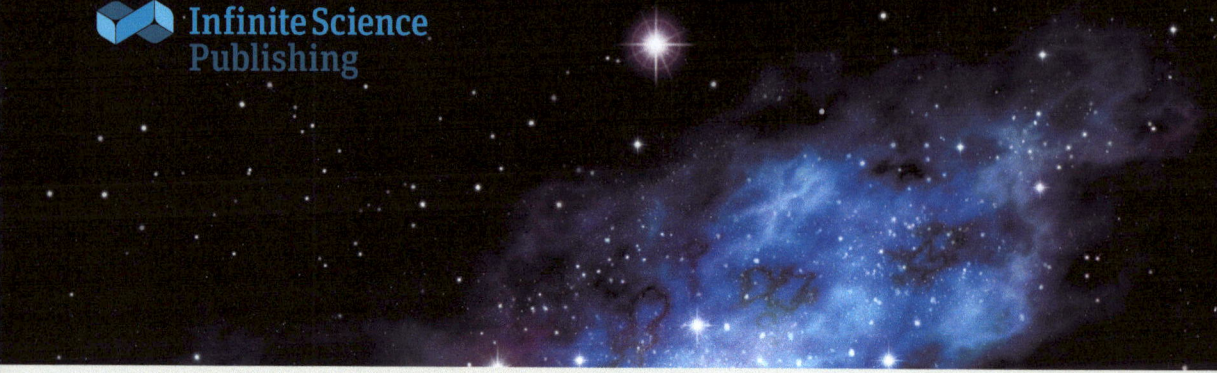

Wir verlegen Ihre wissenschaftlichen Schriften

Bachelor- und Masterarbeiten,
Dissertationen und Habilitationen,
Monografien und Tagungsbände, etc.

Kostenlose Verlegung als Buch mit ISBN-Nummer und Aufnahme in die Deutsche Nationalbibliothek

Hochwertiger Buchdruck in nachhaltiger Produktion (FSC-zertifiziert)

Günstiger Bezug von Autorenexemplaren
Weltweite Präsenz Ihres Werkes bei den großen Händlern: Amazon, Thalia, Hugendubel, Barnes & Noble u.v.m. sowie optional als eBook

www.infinite-science.de/publishing

Infinite Science GmbH
MFC 1 | BioMedTec Wissenschaftscampus
Maria-Goeppert-Str. 1, 23562 Lübeck
book@infinite-science.de